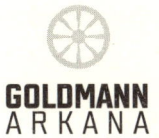

GOLDMANN
ARKANA

Angela Kämper

Prana-Nahrung

Rundum wohlfühlen
mit lichtvoller Ernährung

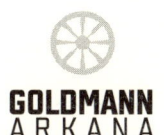

GOLDMANN
ARKANA

FSC

Mix
Produktgruppe aus vorbildlich
bewirtschafteten Wäldern und
anderen kontrollierten Herkünften
Zert.-Nr. GFA-COC-001940
www.fsc.org
© 1996 Forest Stewardship Council

Verlagsgruppe Random House FSC-DEU-0100
Das für dieses Buch verwendete
FSC-zertifizierte Papier *Super Snowbright*
liefert Hellerfoss AS, Hokksund, Norwegen

2. Auflage

Originalausgabe Januar 2009
© 2008 Arkana, München
in der Verlagsgruppe Random House GmbH
Umschlaggestaltung: Design Team München
Umschlagmotiv: Crossmedia Design/Sven Zähle
Redaktion: Ralf Lay
WL · Herstellung: CZ
Satz: Fotosatz Reinhard Amann, Aichstetten
Druck: GGP Media GmbH, Pößneck
Printed in Germany
ISBN 978-3-442-21845-5
www.arkana-verlag.de

Inhalt

Vorwort

Nie zuvor waren unsere Supermarktregale derart reich gefüllt mit Lebensmitteln aller Art, und selbst unsere traditionellen Marktstände sind mit Gemüse- und Obstsorten äußerst vielfältig sortiert. Wir können inzwischen sogar beim Discounter Bioprodukte einkaufen, sodass sie auch für jeden erschwinglich sind.

Nie zuvor hatten wir, zumindest in den Städten, eine derart große kulinarische Auswahl in der Gastronomie. Von der klassischen Currywurst mit Fritten über Baguettes und Pizza bis zum amerikanischen Rindfleischbrötchen, vom chinesisch-thailändischen Büfett oder vom »Inder um die Ecke« über verschiedene mediterrane Restaurants bis zur französischen »Nouvelle Cuisine«: Die Küchen der Welt sind zu uns gekommen.

Doch trotz dieser augenscheinlichen Fülle und all unseres scheinbaren Fortschritts werden wir kaum wirklich satt: Übergewicht, Allergien, chronische Krankheiten, aber auch Unausgeglichenheit, Unzufriedenheit und Aggressionen nehmen bei uns permanent zu. Denn was unserem Essen immer häufiger fehlt, ist das Licht, ist hochschwingende Energie, die uns sowohl physisch als auch feinstofflich-energetisch nährt und stärkt. Wir leben nicht allein von Kalorien, die unseren Körper in Bewegung halten. Unser Körper ist mehr als eine

Verbrennungsmaschine, die zusätzlich zum »Treibstoff« höchstens noch etwas »Pflege« und »Wartung« in Form von Enzymen, Vitaminen und Mineralstoffen bräuchte.

Ernährung geht über die festen Bestandteile hinaus. Wir existieren und leben auch durch unser Eingebundensein in die kosmischen Zusammenhänge. Genauer gesagt: Wir existieren und leben *in erster Linie* durch unser Eingebundensein in die kosmischen Zusammenhänge. Begreifen wir uns als inkarnierte Seele, ist unser physischer Körper das Gefäß.

Und beide – unsere feinstoffliche und unsere grobstofflich-physische Ebene – werden genährt durch die universelle Lebensenergie, das Prana, das in verschiedenen Formen zu uns kommt.

Dieses Buch will keine klugen Ratschläge erteilen und schon gar keine Rezepte liefern, was jeder Einzelne zu sich nehmen sollte oder nicht. Ich verstehe die Ausführungen und Hinweise als eine Anregung, uns zu kümmern, als einen Anstoß, bewusster wahrzunehmen, was wir tun und was wir bewirken mit unseren Entscheidungen, und zwar auch über unseren eigenen Horizont hinaus. Aber ebenso mit unseren »Nicht-Entscheidungen«, sind sie letztlich doch auch Entscheidungen, nur dass wir sie eben unbewusst treffen.

Die hier zusammengetragenen Informationen wollen Sie dazu animieren, »hinzuspüren« und wahrzunehmen, was bei der Aufnahme der verschiedenen Nahrungsmittel in unserer Gefühlswelt und hinsichtlich des feinstofflichen Energieflusses, der geistigen und spirituellen Öffnung und Durchlässigkeit geschieht.

Die erste Kunst ist es, reine lichtvolle Nahrung zu wählen, die in meiner aktuellen energetischen Situation und bei meiner generellen Konstitution passend und sinnvoll ist. Dazu ist ein gewisses Maß an Sensibilität erforderlich.

Die zweite Kunst ist es, das aufgenommene Licht auch in meinem Lichtkörper zu halten. Dazu trägt wesentlich meine innere Geisteshaltung bei, die jeden Tag, jeden Augenblick entscheidet, ob ich den Weg des Lichts gehe. Lichtvolle Meditationen oder das Sprechen von Mantren oder Gebeten unterstützen meinen Weg ebenso wie die Arbeit oder Spende für einen Gnadenhof. Oder das tägliche Bemühen und Umsetzen eines achtsamen, respektvollen Umgangs mit meinen Mitmenschen und allen anderen Lebewesen.

Wir sind auch aufgefordert, uns über die eigene Befindlichkeit hinaus um die Hintergründe unserer Nahrungsmittel zu kümmern, nicht nur weil wir sie mit dem Verzehr in unser Energiefeld aufnehmen, sondern auch weil wir mit unserer Nachfrage, mit unserem Konsumverhalten etwas in der Welt bewegen und bewirken. Ich würde mich sehr freuen, wenn diese Zeilen dazu beitrügen, mehr Verantwortung zu übernehmen für uns selbst und für die Welt, die Erde, diese Leihgabe für unser geschenktes Leben.

Einleitung: Das Prana

Was ist Prana?

Wenn sich die Sonnenblume im Tageslauf mit ihrem braunen Gesicht der Sonne nachwendet, dann ist es Prana, das ihr die Wahrnehmung des Lichts ermöglicht und zugleich die Kraft gibt, sich entsprechend zu drehen.

Wenn der Schmetterling mit zartem Flügelschlag von Blüte zu Blüte flattert, tut er dies durchtränkt von Prana.

Wenn sich der blassgrüne Keimling aus der geplatzten Buchecker durch die feuchte Erde schiebt, um so schnell wie möglich die beiden Keimblätter dem Sonnenlicht entgegenzustrecken, drängt es ihn, seine grünen Antennen auszufahren, um mehr Prana zu empfangen und es für sein weiteres Wachstum durch sich hindurchströmen zu lassen.

Und wenn uns Menschen bei der Meditation oder anderen innerlich stillen Momenten eine hell und klar leuchtende Lichtsäule durchzieht, gerade dort, wo unsere Wirbelsäule verläuft, so spüren oder hellsehen wir unseren Prana-Kanal. Durch unser Kronenchakra an der höchsten Stelle unseres Kopfes tritt das Prana, wahrgenommen als helles und zugleich klares Licht, in unseren feinstofflichen Körper ein. Es nährt unsere einzelnen Energiezentren, die Chakren, und verbindet uns letztlich mit der Erde – denn das Prana fließt aus dem

Wurzelchakra dorthin und strömt gleichzeitig auch von der Erde aus durch unseren Prana-Kanal wieder zurück. Daher sind wir, wenn wir gut im Energiefluss sind, also in unserer Mitte, auch gut geerdet.

Das Prana stellt für uns und durch uns die Verbindung her zwischen dem Irdischen, dem im wahrsten Sinne des Wortes Materiellen – wozu auch unser physischer Körper gehört –, und dem Energetischen, dem Feinstofflichen. Und um die Dialektik für unseren Verstand komplett zu machen: Gleichzeitig ist Prana beides, ist ebenso auch das, was es verbindet. Prana ist nicht nur Licht und Energie und das Unanfassbare, es ist ebenso die Materie, die Substanz, das Anfassbare.

Auch wenn sich Mond und Erde umeinander und beide gemeinsam um die Sonne drehen, geschieht dies durch die Kraft des Pranas und *ist* dies Prana. »Prana« ist ein hinduistisch-indischer Begriff für die den gesamten Kosmos durchströmende Lebensenergie, den »Lebensatem«. Sie ist tatsächlich im gesamten Universum vorhanden und wirksam. Die Chinesen nennen sie »Qi« (gesprochen: »tschi«), die Japaner »Ki«. Letztlich ist sie das Licht, die Kraft, die Wärme der Quelle von allem, sie ist reine göttliche Energie.

Und im Großen wie im Kleinen, im Makro- wie im Mikrokosmos: Wenn im Atom die Elektronen um die Protonen und Neutronen des Kerns fliegen oder schwingen, ist Prana diejenige Kraft, die zugleich in Bewegung und in Verbindung hält. Desgleichen, wenn mehrere Atome Raum miteinander teilen, um sich in größeren Systemen zusammenzutun, zu Molekülen zu verbinden.

Spätestens auf dieser kleinsten und feinsten Ebene wird deutlich, dass selbst das, was wir als statische Materie wahrnehmen, ständig in Bewegung ist. In dem Tisch vor uns, den wir jederzeit auf die gleiche Weise anfassen können, liegen die Elementarteilchen, die Atome und die Moleküle nicht etwa einfach wie in einem dreidimensionalen Mosaik unbeweglich dicht gepackt nebeneinander ...

Eine Welt aus Schwingungen und Energie

Wenn wir unsere materielle Welt genauer betrachten, erkennen wir, dass es sich bei allem, was uns umgibt, um Schwingungen handelt: im Kleinen die Elementarteilchen wie die Elektronen, die in einem vergleichsweise riesigen Abstand um den Atomkern aus Positronen und Neutronen flitzen. Oder sozusagen am entgegengesetzten Ende unserer Größenskala die um ihren Mittelpunkt rotierenden Spiralgalaxien aus Milliarden von Sternen beziehungsweise Sonnen. In der Milchstraße kreist unsere Sonne mit ihren Planeten 30 000 Lichtjahre vom Zentrum der Galaxie entfernt um ebendiese Mitte. Milliarden solcher Galaxien gibt es im Universum.

Wir selbst existieren in unserem derzeitigen körperlichen Zustand, in dem wir in der Lage sind, dieses Buch zu halten und zu lesen, etwa im mittleren Größenbereich zwischen Atom und Galaxie. Die Größe der Erde verhält sich zu der unseres Universums wie die eines Bakteriums zu unserem Sonnensystem. Um sich die winzigen Ausmaße eines Atoms vorzustellen, betrachte man einmal das eigene – also menschliche – Größenverhältnis zu dem unseres Sonnensystems einschließlich der äußeren Kreisbahn des Pluto. Gerade so verhält sich die Größe eines Atoms zu unserem Körper.

Alles Materielle, was wir sehen, riechen und berühren können, ist also in Bewegung. Als ich vor vielen Jahren meine naturwissenschaftliche Entdeckungsreise begann, fand ich die Erkenntnis verblüffend und erheiternd zugleich, dass der Tisch, an dem ich sitze, im Wesentlichen aus nichts Festem, völlig Dichtem besteht. Denn nichts anderes bedeutet unsere derzeit anerkannte Vorstellung von den kleinen – allerdings doch noch teilbaren – Teilchen, aus denen sich unsere anfassbare Welt, die Materie, zusammensetzt. Und der Raum, in dem sich die negativ geladenen Ladungsträger in einem einzelnen Atom aufhalten, ist unvorstellbar groß im Vergleich zu dem winzigen Kern, um den sie herumschwirren.

Obwohl die Masse der Tischplatte im Grunde nichts anderes ist als eine unvorstellbar große Menge winzig kleiner schwingender Ladungsträger, haben wir die Vorstellung einer soliden Platte, auf der unsere Teller und Tassen, Gabeln, Löffel und auch unsere Hände als »feste« Körper liegen. Und obschon auch wir in unserer irdischen Körperform aus Atomen bestehen, befinden wir uns in der gleichen dreidimensionalen Dimension wie die Gegenstände, die wir wahrnehmen. Deshalb funktioniert diese so zart anmutende Berührung: Mit relativ viel Leerem können wir relativ viel Leeres ergreifen, da wir uns auf einer vergleichsweise ähnlichen Schwingungsebene – nämlich in der gleichen Dimension – befinden.

Man könnte sogar sagen, dass wir deshalb den Tisch spüren, anfassen und uns sogar daraufsetzen können, weil unser Körper und der des Tischs eine ähnliche energetische Dichte haben. Unsere Energie ist so weit verdichtet, dass wir auf dieser Schwingungsebene (Dimension) materialisiert sind.

Ein sehr anschauliches Beispiel für schwingende Systeme mit vergleichsweise dichter Energie sind Steine. Dabei ist es zunächst einmal gleichgültig, ob es sich um Kieselsteine am Ostseestrand oder um einen südamerikanischen Rosenquarz handelt. Es sind sehr alte und sehr dichte Energien, zumindest in der Dimension, in der wir jetzt leben und diese Steine in die Hand nehmen können. Steine sind schon aufgrund ihres immensen Alters hochangereicherte Materie. Sie schwingen natürlich auch, wie alles Seiende, allerdings sehr, sehr langsam – aber dennoch äußerst kraftvoll, wie die Wirkung vieler Heilsteine zeigt. Zahlreiche Halbedelsteine, zu denen auch der Rosenquarz gehört, sind in der Lage, Energien aufzuarbeiten, auch Energien von Menschen, Tieren oder Pflanzen. Das ist ein Umarbeitungs- oder Transformationsprozess, bei dem sich der Heilstein selbst häufig deutlich sichtbar verändert. Beispielsweise können die klaren Bergkristalle partiell dunkle Stellen in ihrem Inneren bekommen, oder »heilarbeitende« Türkise verlieren ihre blauen Farbanteile und wandeln sich in grüne Steine um. Bei anderen Heilsteinen verfärben sich Einlagerungen, oder sie dehnen sich aus. Es geschieht also sehr viel selbst in Steinen, die wir auf den ersten Blick für tot, statisch, unveränderbar und den Inbegriff eines unbeweglichen Endpunkts halten mögen.

Behalten wir als Fazit im Gedächtnis, dass der Tisch vor uns und unser Körper in der gleichen Dimension schwingen und dass sich beide zu einer ähnlichen Energiedichte »heruntergeschwungen« beziehungsweise -transformiert haben.

Dichte Energie als Materie

Auch aus naturwissenschaftlicher Perspektive ist klar, dass wir nicht nur aus unserer Sicht in einem mittleren Größenbereich, sondern ebenso in einem mittleren Energiebereich leben. Der menschliche Organismus wie auch der Körper einer Stubenfliege müssen so ausreichend viel Energie haben, dass er in Gang, also in Bewegung gehalten wird, andererseits aber nicht so viel, dass er zerstört wird.

Für lebende Zellen wären beispielsweise die Verschmelzungen von Atomkernen destruktiv, weil viel zu viel Energie freigesetzt würde. Im Inneren der Sonne hingegen finden laufend solche gewaltigen Kernfusionen statt – jene kaum vorstellbar großen und weit entfernten Energiefreisetzungen sind aber nicht nur unschädlich für uns und die Schöpfung, sondern sogar Voraussetzung: Ohne die Sonnenenergie könnte all das wunderbare Leben auf der Erde zumindest nicht in der uns heute bekannten Form existieren.

Um in der gleichen Dimension zu existieren und sich zu bewegen, muss sich das Seiende in einer bestimmten energetischen Bandbreite befinden. Das Prana ist als Quelle, als Ursprung von allem, die zugleich reinste, klarste und am höchsten schwingende Form von Licht.

In der Form, in der wir auf der Erde leben, in unserem Körper, können wir nicht in reinem Prana existieren. Wir sind – wie alles – aus der göttlichen Ursprungsenergie hervorgegangen. Indem wir auf der Seelenebene in menschliche Körper geschlüpft sind, haben wir jedoch eine Existenz auf einer niedrigeren Energie- und Schwingungsstufe angenommen: Um im irdischen Körper zu inkarnieren, ist unsere Energie wie gesagt heruntertransformiert, sie hat sich zur Materie verdichtet.

Ähnlich wie aus einer gesättigten Salzlösung Salzkristalle ausfallen, so können wir uns das Ausfällen von kosmischer oder göttlicher Energie oder Prana in Form von Materie bildlich vorstellen. Dieser energetische Transformationsprozess ist unabdingbar für die Existenz der vergleichsweise niedrig schwingenden Dimension, in der wir leben.

I. Unser lichtvoller Weg

Durch bewusste Hinwendung zum Licht, zur göttlichen Quelle, durch Anfüllen mit Prana – auch durch die richtige lichtvolle Ernährung – kann unser Lichtkörper wieder zum Leuchten gebracht werden. Dies mag durch Meditation, vor allem aber ein Leben in bedingungsloser Liebe und wahrhaftigem Mitgefühl geschehen, also durch lichtvolle Gedanken, Worte und Taten.

Die Aura

Von Energie- und Lichtkörpern

Die Vorstellung eines nicht aus Materie bestehenden und für unser physisches Auge nicht sichtbaren Energiekörpers ist so alt wie die menschlichen Kulturen. Afrikanische Völker gehen von einem gewöhnlich unsichtbaren Körper aus, dem Nwega, was so viel wie »Seele« oder »weißer Schatten« bedeutet. Der physische Körper ist für sie der Schatten dieses lichten Körpers, der unter anderem über sehr viel weiter reichende Sinnesorgane verfügt. Im Schlaf, in der Trance oder beim Tod verlässt er den vergänglichen physischen Organismus.

Die Kahuna auf Hawaii gehen von drei nichtphysischen »Schattenkörpern« aus, die durch einen Lebensfaden miteinander verbunden sind. Sie liefern unter anderem die Informationen, also die Matrize für den physischen Körper.

Bereits für die alten Ägypter bestand der immaterielle Körper aus Licht. Sie sprachen von zehn Körpern. Denjenigen, der den Tod übersteht, bezeichneten sie als *khu*, was »klar und leuchtend« bedeutet. Im antiken Griechenland war von einem »sternengleich leuchtenden Gefährt für die Seele« die Rede.

Unzählige religiöse Darstellungen zeigen eine leuchtende Aura um Götter- oder Dämonengestalten – seien sie aus

China, Tibet, Indien, Ägypten oder der griechisch-römischen Antike. Im Christentum verblasste die Vorstellung von Energiekörpern sehr früh. Aureolen und Heiligenscheine verkümmerten zu Symbolen unkörperlicher Heiligkeit.

Der Arzt Paracelsus (1493–1541) sprach von einer »Lebenskraft«, die nicht im Körper des Menschen eingeschlossen sei, sondern um ihn herum wie eine leuchtende Sphäre strahle. Er nannte diese Lebenskraft »Archäus«. Er sei die unsichtbare Nahrung, aus der der sichtbare Körper seine Kraft beziehe. Der Archäus sollte auch der entscheidende Faktor bei der Umwandlung und Aufnahme der materiellen Nahrung sein. Krankheiten sollten demnach entstehen, wenn der Archäus in seiner Tätigkeit, seinem regelmäßigen Fluss behindert werde. In einem gesunden Menschen hingegen sollte der Archäus gleichmäßig im Körper verteilt sein und ungehindert seine Aktivitäten entfalten. Paracelsus sah den Menschen aus drei Ebenen zusammengesetzt: einem äußeren, einem inneren und einem innersten Prinzip – dem physischen Leib, dem astralen Menschen und Gott im Menschen. Da die Natur, also Gott, uns erschaffen habe, sei unser göttlicher Geist fähig, die Natur seiner physischen Form zu verändern und unsere Gesundheit wiederherzustellen.

In allen Kulturen gab es Seher, die – hellsichtig oder in andere Bewusstseinszustände versetzt – um den Menschen herum einen feinleuchtenden Saum, eine Aura wahrnahmen. Nicht nur die Körper von Göttern und Engeln bestanden demnach aus reinem Licht, sondern auch die der ersten Menschen. Durch das, was das Christentum als »Sündenfall« beschreibt, sind wir auf unseren physischen, der Schwerkraft

und allen irdischen Leiden unterworfenen Leib »zurückge-
worfen« worden. Die bewusste Verbindung zu unseren feinstofflichen Körpern wurde unterbrochen. Wir haben die
Kenntnis darüber verloren. Dennoch ist unser Leib immer
noch ein potenzieller Lichtkörper. Es ist etwa so, also wäre
sein Licht »geronnen«. Die heutige Vorstellung geht wie gesagt von einer Verdichtung der Energie und einer Erniedri-
gung ihrer Schwingungen aus.

Das Auftreten von körperlichen und psychischen Beschwerden, die sich über kurz oder lang in Krankheiten manifestieren können, wird als eine zu große Entfernung von dem ursprünglichen Zustand unseres Lichtkörpers verstanden, der
direkten Verbindung mit der Quelle, mit dem Göttlichen. Eine
wirkliche, tiefgehende Therapie sollte uns daher stets wieder
zu diesem lichtvollen Zustand hinführen. Sie kann nicht ohne
die Berücksichtigung der feinstofflichen Ebene geschehen.
Die Voraussetzung dafür, dass wir auf dieser Ebene eine Heilung erfahren können, ist, dass wir das Licht bereits zu einem
Fünftel in uns aufgenommen haben und auch halten können.
Sind wir noch nicht so weit, wird uns eine energetische Heilung zwar guttun und sehr tief entspannen, doch sie greift
nicht. Wenn wir uns aber selbst im Heilungsprozess weiterentwickeln, Licht ansammeln, kann es daher geschehen, dass
wir plötzlich und unerwartet Heilung erfahren. Dann kann
diese hochschwingende Energie auf feinstofflicher und
Lichtebene wirken.

Die Beschaffenheit der Aura

Die Aura ist der feinstoffliche Körper, der unseren physischen Körper umgibt. Hellsichtige Menschen und beispielsweise auch unsere Haustiere sehen ihn als Energiefeld. Dieses Feld können wir uns am ehesten als ein strahlendes Licht vorstellen, das den physischen Leib nicht nur umgibt, sondern zugleich auch mit Energie versorgt. Die stabile und kraftvolle Aura eines Menschen kann mehrere Meter Durchmesser haben.

Die Aura wird von universeller Lebensenergie gespeist, dem Prana oder Qi. Diese Lebensenergie strömt durch unseren Prana-Kanal, der sich über Energiezentren oder Chakren in die Aura öffnet und sie darüber mit Energie versorgt.

Chakren rotieren spiralförmig. Da sie an unserer Körpervorder- und -rückseite fast punktförmig von bestimmten Stellen auf unserer Mittellinie ausgehen, erscheinen sie uns wie Trichter geformt. Die Chakren haben unter anderem die Aufgabe, die feinstoffliche Prana-Energie herabzutransformieren. Sie stellen einerseits der Aura Energie zur Verfügung. Andererseits bilden sie eine wichtige Schnittstelle, über die die Aura ihre Informationen an unseren Körper weitergibt, welche sie unter anderem aus dem morphogenetischen Feld aufgenommen hat (vom morphogenetischen Feld wird später noch die Rede sein).

Im entspannten Zustand, beispielsweise in der Meditation, und auch beim Empfinden von Freude und Liebe öffnen sich die Chakren. Andererseits schließen oder verengen sie sich, wenn von außen sehr dichte Energien an sie herantreten. Auf diese Weise filtern sie äußere Einflüsse. Und das können sie umso besser tun, je mehr sie gestärkt, also mit Licht, Energie oder Prana versorgt sind.

Die Aura besteht aus sieben Schichten, von denen die jeweils nächstgrößere oder -höhere die kleineren gleichzeitig überragt und durchdringt. Die sieben einzelnen Auraschichten sind das energetische Körpersystem, das unseren materiellen Organismus über die Chakren mit Energie versorgt und umgekehrt:

1. Die innerste Auraschicht ist der *Ätherische* oder *Ätherkörper*. Sie spiegelt ganz unmittelbar, was sich in unserem physischen Körper ausdrückt: vom Energiefluss über die Gesundheit bis hin zu energetischen Blockaden und Krankheiten. Alle physischen Organe und Systeme haben im Ätherkörper eine gleichartige feinstoffliche Entsprechung. Hat jemand beispielsweise durch einen Unfall einen Finger verloren, so ist das feinenergetische Gegenstück im Ätherkörper noch vorhanden. Ein hellsichtiger Mensch kann die Aura des fehlenden Fingers sehen. Auf dieser Ebene werden auch die sogenannten Phantomschmerzen gefühlt.

Übrigens wird der physische Körper nach der feinstofflichen Vorlage des Ätherkörpers ausgeformt und nicht umgekehrt. Deshalb finden energetische Heilungen auch über diese erste Auraschicht statt. Schamanen beispielsweise ziehen krankmachende Energien aus ihr und setzen hier ihre Heilzeremonien an. Der Name dieser Schicht leitet sich ab von einem bereits seit der Antike postulierten Zustand zwischen Energie und Materie.[1]

Mit Prana gespeist wird diese erste Auraschicht über das *Wurzel- oder Basischakra*, das als tiefster Punkt des Rumpfs mittig zwischen den Genitalien und dem Anus liegt. Es ist das Zentrum der tiefen Lebensenergie und aktiviert sowohl das Urvertrauen in das menschliche Dasein und die Verbundenheit mit der Erde als auch Lebenswillen, Durchsetzungskraft und die körperliche Komponente der Sexualität. Es ist das wesentliche Chakra für das Sein in der materiellen Welt. Hier ist der Sitz des reinen Überlebenswillens. Fehlt die Anbindung »nach oben«, an die Quelle, beherrscht den Menschen die irrtümliche Vorstellung, dass er lösgelöst von der Natur und all ihren materiellen wie feinstofflichen Zusammenhängen lebe. Dieses Abgetrenntsein verstrickt ihn vollkommen in der materiellen Ebene. Angst, Anhaftungen und Misstrauen werden der Motor seines Tuns. Ist es von Liebe völlig abgeschnitten, manifestieren sich im Wurzelchakra tiefe Wut, Hass und Zerstörungswille. Vor allem das Skelett, insbesondere die Wirbelsäule und die Beine, aber auch der Darm, das Blut und die Nebennieren sind die physischen Organe, die vom Wurzelchakra mit Energie versorgt werden.

2. Die zweite Auraschicht, der *Emotionalkörper*, speichert die Gefühle aus dem aktuellen und aus allen bisherigen Leben. Hellsichtige Menschen können die hier gelagerten Emotionen erkennen. Ist die zweite Auraschicht klar, ist der Mensch emotional ausgeglichen. Schocks, körperlicher und seelischer Missbrauch sowie andere Traumata und ge-

fühlsmäßige Belastungen stellen sich als Verunreinigungen dar. Hier wird auch das Karma auf der Gefühlsebene weitergetragen.

Genährt wird der Emotionalkörper über das *Sakralchakra*, das mittig etwa eine Handbreit unter dem Bauchnabel liegt. Das Sakralchakra ist das Energiezentrum für Kreativität und Beziehung. Außerdem wurzeln hier Staunen und Begeisterung, aber auch latente Gefühle von Wut. Gelingt es, diese Wut zu transformieren, kann hieraus die Kraft hervorkommen, die sich gegen die eigenen Schmerzen und auch gegen die eigenen Ohnmachtsgefühle wehrt. Schwere Schocks können über das Sakralchakra für den Menschen aushaltbar gemacht werden: Dann löst sich über dieses Energiezentrum die Verbindung der Seele zum Körper, und zwar zieht sie sich über die sogenannte ätherische Spalte entlang der gesamten linken Körperseite zurück. Sehende Menschen beschreiben eine solche Aura als zu einer Seite hin verrutscht oder verlagert: Man ist durch den Schock aus seiner Mitte geraten.

Die Energie des Sakralchakras aktiviert den gesamten Energiefluss im Körper und regt unter anderem den Appetit und die Verdauung an. Gleichzeitig ist es mit allen Fortpflanzungsorganen verbunden und verstärkt die erotische und sinnliche Komponente der Sexualität. Neben den Verdauungsorganen Darm und Leber werden dem Sakralchakra auch Nieren und Milz zugeordnet.

3. In der dritten Schicht befindet sich der Speicher von Gedanken und Gedankenmustern. In diesem *Mentalkörper* finden alle aktuellen und auch aus anderen Leben mitge-

nommenen Gedanken eine energetische Entsprechung. Sind die Gedanken im Fluss, ist diese Schicht klar, vielleicht sogar mit einzelnen aufhellenden Gedankenblitzen. Kreisen sie allerdings im gleichbleibenden Muster stets darum, halten sie meist zusammen mit dem Äther- und dem Emotionalkörper an schmerzvollen Erfahrungen fest. Dies kann sich in körperlichen Symptomen, in extremer emotionaler Unausgeglichenheit oder in Beeinträchtigungen des Geistes ausdrücken.

Das Prana strömt durch den *Solarplexus*, das Sonnengeflecht, in den Mentalkörper. Es liegt mittig zwischen den Rippenbögen und dem Bauchnabel, etwa drei Zentimeter über dem Bauchnabel. Auf physischer Ebene beeinflusst der Solarplexus das vegetative Nervensystem sowie die Leber, den Magen und die Galle. Er verbindet als Mittelpunkt den Himmel mit der Erde – im Taoismus das Yang mit dem Yin.

Hier befindet sich das physische Äquivalent für das Gefühl beziehungsweise den Energiezustand, »in der eigenen Mitte zu sein«. Ist das Chakra kräftig und aktiv, löst es Emotionen und unterstützt die Bewältigung und Verarbeitung von Erlebnissen und Gefühlen. Über tiefer Kraft und Entschlusskraft liegt hier das Zentrum für die Gestaltung des eigenen Seins im Sinne des eigenen seelischen Wachstums. Auf diese Weise kann der Solarplexus den Aspekt der Weisheit stärken und helfen, in Ausgeglichenheit und Gelassenheit zu gelangen. Dann kann der Mensch Licht auf die Erde bringen.

4. Die nächste Auraschicht, der *Kausalkörper*, ist eine Art Fil-

ter zwischen den drei inneren, eher irdisch ausgerichteten Schichten und den weiter nach außen folgenden drei höheren Aurakörpern, die mehr zum Höheren Selbst und der spirituell-geistigen Entwicklung hin ausgerichtet sind. Hier transformiert sich das »Ich liebe« der drei inneren Auraschichten in das »Ich bin Liebe« der drei äußeren.

Der Kausalkörper wird über das *Herzchakra* – mittig auf dem Brustbein – mit Prana versorgt. Seine Energie gleicht Körper, Geist und Seele aus, fördert die Liebesfähigkeit und vor allem emotionale Heilungsprozesse. Das Herzchakra öffnet uns überhaupt für alle Erfahrungen der Liebe. Wenn es aktiviert ist, unterstützt es die Entfaltung der Herzensqualitäten wie Liebe und Hingabe, Mitgefühl, Verzeihen und Toleranz. Es führt aus dem »Habenwollen« heraus ins »Geben« und »Teilen«, in bedingungslose Liebe. Daher geht es einher mit wirklicher eigener Heilung und der Fähigkeit, den eigenen Raum einzunehmen.

Seine Organe sind das Herz, die Lungen, die Bronchien und die Thymusdrüse, aber auch die Haut und die Hände.

5. Die fünfte Auraschicht ist der *Höhere Ätherische* oder *Ätherkörper*. Hier liegt die Matrize für den Ätherkörper, der seinerseits die Matrize für den physischen Körper ist. Vielleicht kann man sich seine Aufgabe am ehesten als die Umsetzung des göttlichen Bauplans vorstellen. Zugleich wird auf dieser Ebene mit dem, was aus den drei ersten durch die Kausalschicht bis hierher vordringt, die Verbindung zum göttlichen Licht hergestellt.

Das zugeordnete nährende Energiezentrum ist das *Halschakra*. Es steht über die Kehle in enger Verbindung zur Stimme sowie den Bronchien und den Lungen, aber auch der Schilddrüse. Das Hals- oder Kehlchakra aktiviert den Selbstausdruck sowie die Kommunikation und fördert die Unabhängigkeit. Es hilft, die eigene Wahrheit auszusprechen und dadurch den eigenen Erkenntnissen eine neue, vorantreibende Energie zu geben. Seine Hauptwirkebene ist die Inspiration (der Begriff leitet sich ja auch vom lateinischen Wort *inspiratio* ab, was »Einhauchung« bedeutet). Dieses Chakra verbindet Wissen und Erkenntnisse mit den Gefühlen.

6. Der *Höhere Emotionalkörper* bildet die sechste Auraschicht. Hier finden sich die Emotionen, die Bedürfnisse und die Bestrebungen der seelischen Ebene. Im Höheren Emotionalkörper manifestiert sich das Streben zur Erfüllung des eigenen Seelenplans, die Hinwendung zum Licht, zu Gott. Er beherbergt auch das Vertrauen, das eigene Licht weiterzugeben. Wenn ein Mensch in seinem irdischen Dasein in die bedingungslose Liebe gegangen ist, drückt sich dies durch ein hellgoldenes Leuchten dieser Auraschicht aus. Bei jenen Menschen übernimmt fortan das Thymusdrüsen- die Aufgabe des Herzchakras.

Genährt wird der Höhere Emotionalkörper über das *Dritte Auge*, das sich mittig zwischen den Augenbrauen, etwas oberhalb der Nasenwurzel öffnet. Körperlich ist es eng verknüpft mit den Sinnesorganen (Nase, Augen, Ohren), der Hypophyse beziehungsweise Hirnanhangsdrüse. Das Dritte Auge ist das entscheidende Zentrum für übersinnliche Wahrnehmungen, für Hellsichtigkeit. Es aktiviert die Intuition und Geisteskraft und unterstützt die Entwicklung der inneren Sinne. Das heißt, es hilft auch, auf anderen Ebenen sehen zu wollen und das Wahrgenommene auszuhalten.

7. Die siebte und äußerste Auraschicht ist der *Höhere Mentalkörper*, sozusagen der Gedankenkörper der seelischen Ebene. Hier werden alle Gedanken und Informationen gespeichert, die mit dem Höheren Bewusstsein, mit dem Höheren Selbst zu tun haben. Gleichzeitig ist der Höhere Mentalkörper die feinstoffliche Schutzschicht eines jeden Menschen. Schwere Schocks, aber auch schon dauernder Streit in der näheren Umgebung können dieses Schutzfeld schwächen. Ist der Höhere Mentalkörper sehr geschwächt und partiell bereits zurückgezogen, können fremde Energien oder Blockaden in die gesamte Aura eindringen und unterschiedlichste energetische Störungen bis hin zu Krankheiten verursachen.

Deshalb ist es besonders wichtig, dass diese Schicht gut über den Prana-Einstrom durch das Kronenchakra genährt, aufgefüllt und energetisiert wird. Gespeist wird die gesamte Aura durch das Prana, das idealerweise unablässig nachströmt. Das Kronen- oder Scheitelchakra ist wie gesagt die Eingangspforte für das Prana. Vor allem über weißes, manchmal auch golden schimmerndes Licht stellt es die Verbindung zum Kosmos, zum Göttlichen her. Für das Einströmen des uns ja permanent zur Verfügung stehenden Pranas ist eine Durchlässigkeit, eine Öffnung, eine Aktivierung des Kronenchakras die Voraussetzung.

Das Kronenchakra ist das Hauptzentrum für Spiritualität, für die Suche nach der Quelle von allem. Hier geht es um die Erlangung weitreichender Erkenntnisse durch das direkte Schauen mit der inneren Mitte, um die Vereinigung mit allem Seienden auf geistiger Ebene. Wenn es aktiviert ist, stärkt es durch tiefe innere Öffnung das spirituelle Wachstum, die Anbindung und den Glauben an Gott. Auf Körperebene steht dieses Energiezentrum in direkter Verbindung mit dem Schädel, dem Großhirn, der Zirbeldrüse beziehungsweise Epiphyse und auch dem Herzen.

Hat beispielsweise ein Mensch keinen Bezug zu seiner Lebensaufgabe, werden seine äußeren Auraschichten kaum mit Prana versorgt. Hellsichtige können dies gleich erkennen, wenn der Betreffende vor ihnen steht.

Übrigens können solche Seher auch bei sogenannten unbelebten Objekten eine Aura sehen. Sie nehmen beispielsweise bei Edelsteinen oder Kristallen ein mehrschichtiges Energiefeld wahr.

Die persönlichen Gegenstände eines Menschen hingegen werden in aller Regel von der Energie ihres Besitzers durchdrungen und strahlen dementsprechend seine Energie, die Facetten seiner Aura ab.

Die Wechselwirkung zwischen Aura, Prana und Materie

Um das für unseren Verstand so Erstaunliche vorwegzunehmen: Die Aura ist zuerst da. Sie trägt auf feinstofflicher Ebene die Informationen für den gesamten Körper in sich. Prana ist das Medium, das sich entsprechend der Vorlage energetisch verdichtet und auf die materielle Ebene unserer Dimension heruntertransformiert.

Unsere Körper – und letztlich alle Materie – werden demnach aus einer unsichtbaren und grenzenlosen, darüber hinaus vollkommen geordneten Ganzheit »ausgefällt«: Materie als Verdichtung einer universellen feinstofflichen Energiegrundlage, die man auch als »kosmische Energie« oder »universelles Prana« bezeichnen kann.

Wie schon gesagt wurde, geschieht dies vergleichbar mit in Wasser gelöstem Salz, das sich aus einer mehr als gesättigten Sole in seiner kristallinen Form niederschlägt. Nur dass die Ausfällung des Salzes recht ungeordnet verläuft, während unsere Materialisierung anhand einer energetischen Matrize erfolgt.

Unvorstellbar groß und unendlich ist diese universelle Lebensenergie. Sogar die Naturwissenschaft, die Quantenphysik, liefert dafür Zahlen: Wenn sich ein Objekt im Raum unseres Universums materialisiert, hat sich damit ein Quadrillionstel der Energie verdichtet, die gerade diesem Raum zur Verfügung steht. Man stelle sich nur einmal einen Apfel vor und wie viel Energie dem Raum, den nur diese kleine Frucht ausfüllt, noch zur Verfügung steht.

Selbst aus Sicht der Physik ist die Energie des Pranas praktisch grenzenlos. Die Energieverdichtung soll verschiedensten physikalischen Theorien nach über Tachyonen[2], Photonen bis zu materiellen Formen erfolgen. Form und Gestalt der Materie werden durch die Informationen aus Energiefeldern geordnet und strukturiert.

Diese matrizenartigen Energiefelder sind von dem britischen Biologen Rupert Sheldrake als »morphogenetische Felder« beschrieben worden. Netzartig umspannen sie die gesamte Erde. Sie sind ein hochschwingender Speicher für alle Informationen, die für das Dasein, das Leben auf unserem Planeten, jemals relevant waren, relevant sind oder relevant sein werden. Wenn wir oder andere Lebewesen auf der Erde inkarnieren, sich also unser Prana verdichtet, ziehen wir die Informationen aus dem morphogenetischen Feld in unsere Aura hinein. Hierdurch erfolgt aufgrund dieser feinstofflichen Vorlage im Zusammenspiel mit unserer bereits materialisierten genetischen Information (die Gene in der DNA) die Ausbildung unseres physischen Körpers.

Der amerikanische Arzt, Biochemiker und Psychiater Gabriel Cousens nimmt sogenannte feinstofflich organisierte Energiefelder (FOEF) als weitere Vermittlungsstelle zwischen den morphogenetischen Feldern und unserer Aura an, die stets der Existenz einer physischen Form vorausgehen. Um es noch einmal deutlich zu sagen: Nicht unsere Hand strahlt dieses feinstofflich organisierte Energiefeld ab, sondern unsere Hand liegt nur deshalb vor uns an dem Buch, das wir gerade halten, weil sie nach Vorgabe der feinstofflichen energetischen Information entstanden ist.

Darüber hinaus ziehen wir aus dem morphogenetischen Feld aber auch emotionale und geistige Aspekte in unseren individuellen feinstofflichen Körper, in unsere Aura hinein. Und zwar geschieht dies nicht nur während unserer individuellen Entstehungsgeschichte (Ontogenese), sondern unser gesamtes Leben lang. So tauchen beispielsweise über meh-

rere Inkarnationen hinweg immer bestimmte Ängste, Emp-
findlichkeiten, Aggressionen oder Schmerzen auf, bis es uns
gelingt, diese Energien durch Heilung zu transformieren, gewissermaßen aufzulösen. Da der Emotionalkörper über den
Ätherkörper unmittelbar auf unsere körperliche Befindlichkeit einwirkt, können sich durch solche hochschwingenden
Heilprozesse auch schwerwiegende, teils chronische Erkrankungen lösen.

Diese Zusammenhänge sind deshalb wichtig, weil auch unsere Nahrung feinstoffliche Lebensenergie, Prana sowie eine
Aura und entsprechende feinstofflich organisierte Energiefelder hat. Der Begriff »ganzheitliche Ernährung« bekommt
somit noch einmal eine ganz neue Dimension, die jene von
Vollkornbrot und Biogemüse deutlich übersteigt. Es geht in
diesem Buch deshalb darum, eine noch feinere Abstimmung
energetisch günstiger Nahrungsmittel entsprechend unserer
eigenen aktuellen Situation zu finden, indem wir neben den
bereits bekannten gesundheitlichen Gesichtspunkten dem
feinstofflichen Aspekt mehr Aufmerksamkeit schenken.

Wie wir Energie aufnehmen:
Unsere verschiedenen Ernährungsebenen

Alles ist Prana

Alles hat eine Energie, eine Schwingung. Letztlich ist alles, was im Universum vorkommt, auf eine ursprüngliche, eine göttliche Energie zurückzuführen. Alles ist eine Form von Prana. Und wir selbst (er)nähren uns von Prana, das sich uns in äußerst unterschiedlicher Form anbietet oder zur Verfügung steht. Es handelt sich um Energien mit verschiedener Dichte, um Energien mit sehr unterschiedlicher Schwingung. Welche Bedeutung diese Aspekte für unsere spirituelle Entwicklung haben – ob beispielsweise Nahrungsmittel unseren Lichtkörperprozess unterstützen oder beeinträchtigen –, damit befasst sich dieses Buch in erster Linie.

Wie Gabriel Cousens bereits vor über zwanzig Jahren geschrieben hat, ernähren wir uns grundsätzlich von kosmischer Energie oder Prana in verschiedenen Dichtegraden.

Alles, was uns mit Lebensenergie versorgt, was uns auf irgendeine Weise nährt, alles, was uns dazu auf den verschiedenen Ebenen zur Verfügung steht, könnte man im weitesten Sinne auch als »Nährstoff« bezeichnen. Die festen Nahrungsmittel, die wir zu uns nehmen, einschließlich des Wassers, sind somit nur ein Teil dieser universellen Nährstoffe, der Prana-Nahrung. Und zwar stellt diese Nahrung, die wir wie einen Apfel kauen und herunterschlucken, die dichteste Energieform in unserem Universum dar, die materialisierte Form von Prana.

Daneben gibt es aber noch zahlreiche andere Formen von Lebensenergie, die wir häufig unbewusst zu uns nehmen, um unseren Körper, unseren Geist und unsere Seele zu nähren und zu stärken: das Sonnenlicht, die Atemluft, über die unter anderem der lebenswichtige Sauerstoff in unseren Organismus gelangt, und die reine kosmische Prana-Energie, die idealerweise durch unseren geöffneten Prana-Kanal strömt.

Der Prana-Kanal

Die ursprüngliche kosmische oder göttliche Energie kommt in Form des reinen Pranas zu uns. Diese reinste und am höchsten schwingende Lebensenergie nährt unmittelbar unseren feinstofflichen Körper, unsere Aura. Prana ist stets vorhanden. Wie aus einer unerschöpflichen Quelle können wir immer davon »trinken« und unsere feinstoffliche Energie stärken.

Schon die alten Chinesen und die Inder wussten, dass das Qi oder Prana an der höchsten Stelle des Kopfes, dem Kronenchakra, in unseren Körper einströmt, der ähnlich wie bei einer Zwiebel zugleich von unserem feinstofflichen Körper ausgefüllt und umhüllt ist. Diese hochschwingende Energie strömt durch unseren Prana-Kanal, unseren Hauptenergiekanal auf feinstofflicher Ebene. Der Prana-Kanal zieht genau dort entlang, wo auf unserer körperlich-materiellen Ebene unsere Wirbelsäule verläuft. So wie die knöcherne Wirbelsäule unseren physischen Körper trägt, stützt und stabilisiert unser Prana-Kanal unseren feinenergetischen. Von diesem zentralen Energiekanal aus werden unsere sieben feinstofflichen Hauptenergiezentren – die Chakren – ernährt, das heißt mit Energie versorgt. Jedes Chakra besteht aus feinen Energiekanälen, den Nadis, die stärkend oder lebensaufbauend die Prana-Energie rechtsdrehend in die sieben Auraschichten verteilen. Diese Auraschichten liegen zwar übereinander, durchdringen sich aber zugleich. Jede Auraschicht steht über ein zugeordnetes Hauptchakra in unmittelbarer Wechselwirkung mit dem physischen Körper – von innen (körpernah) nach außen (körperfern):

- Wurzelchakra: Ätherischer Körper
- Sakralchakra: Emotionalkörper
- Solarplexuschakra: Mentalkörper
- Herzchakra: Kausalkörper
- Halschakra: Höherer Ätherischer Körper
- Drittes Auge: Höherer Emotionalkörper
- Kronenchakra: Höherer Mentalkörper

Ist das zugehörige Chakra geöffnet und durchlässig, nährt es seine Auraschicht durch das Einströmen von Prana-Energie aus dem Prana-Kanal. Umgekehrt nährt auch die Aura unseren physischen Leib und schützt ihn zugleich. Da das Feinstoffliche stets vor dem Materiellen da ist, weil es diese dichte Substanz sogar hervorbringt und im Sinne der morphogenetischen Felder organisiert, ist unsere Aura wie gesagt die Matrize für unseren physischen Körper. So manifestieren sich zunächst energetische Störungen in der Aura, ehe sie sich bei fortgesetzter energetischer Beeinträchtigung im physischen Körper als Erkrankung Ausdruck verschaffen.

Daher ist der freie Prana-Fluss durch unseren Prana-Kanal von so großer Bedeutung für unser körperliches, seelisches und geistiges Wohlbefinden, für unsere Kraft auf allen Ebenen unseres Seins und für unsere Gesundheit.

Meditative Übung: Prana atmen

Als eine der wichtigsten Möglichkeiten, den Prana-Fluss zu unterstützen, steht uns die Meditation zur Verfügung. Sie gilt als »Mutter aller Nahrung«. Wer in tiefgehender (oder hochschwingender) Meditation erfahren ist, kennt meist »seinen« Prana-Kanal. Ich selbst nehme ihn als eine kraftvolle, in sich sehr, sehr fein wirbelnde Lichtsäule wahr, etwas größer im Durchmesser als meine Wirbelsäule. Die Farbe der Lichtsäule sehe ich als Weiß mit einem manchmal sehr sanften gelblichen Schimmer. Sie reicht von so weit oben, wie ich es mir nicht mehr vorstellen kann, bis tief in die Erde hinein. Diese Lichtsäule verbindet mich mit der Kraft des Universums, der Kraft der Quelle. Sie verbindet mich mit Gott und stellt mich zugleich fest auf die Erde, bis in deren Mitte sie reicht. Das Spüren des Pranas erfüllt mich mit tiefem Wohlbehagen.

Manchmal ist die Lichtsäule ganz weiß und zugleich ohne Wärme. Das ist der Fall, wenn ich bei meiner Meditation über eine eigene Vorstellung, mich anzubinden, wenn ich über meine eigene Visualisierung nicht hinauskomme. Dann verbleibe ich in meinen eigenen inneren Bildern, ohne eine wirkliche Anknüpfung an das göttliche Prana zu erfahren. Das ist nicht weiter schlimm. Ich registriere es als den Versuch, mich zu öffnen, was an sich schon sehr wichtig und lichtvoll ist. Das Öffnen auf feinstofflicher Ebene gelingt mir unterschiedlich gut, drückt unter anderem meine eigene aktuelle innere Haltung und Befindlichkeit aus, meinen energetischen Zustand und meine Lebensart, darunter auch ganz konkret meine aktuelle Ernährungssituation.

Meditation: Die Prana-Atmung

Zur Durchführung der Prana-Atmung stellen Sie sich am besten an einen möglichst ruhigen Ort, an dem Sie ungestört und geschützt sind und sich wohlfühlen.

Zunächst nehmen Sie einige tiefe Atemzüge, konzentrieren sich auf Ihren Atem und lassen den Alltag in Ihrem Kopf so weit wie möglich abziehen. Dann atmen Sie einige Male in Ihr Herzchakra. Und zwar stellen Sie sich vor, dass Sie durch Ihr Kronenchakra einatmen und die Atemluft dann bis in Ihr Herzchakra fließen lassen.

Nun atmen Sie über Ihr Kronenchakra ein, lassen die Atemluft durch Ihren Prana-Kanal fließen, um sie dann durch Ihr Wurzelchakra in die Erde einströmen zu lassen. Atmen Sie jetzt umgekehrt im Wurzelchakra ein und nehmen Sie die Energie der Erde auf, lassen Sie die Energie durch Ihren Prana-Kanal von unten nach oben strömen und atmen Sie sie aus dem Kronenchakra nach oben aus. Dann wieder durch das Kronenchakra einatmen und aus dem Wurzelchakra ausatmen, immer im Wechsel. Am besten so lange, bis Sie einen guten Durchfluss durch Ihren Energie-kanal spüren. Vielleicht nehmen Sie auch Ihre Lichtsäule wahr, verbunden mit einem warmen Gefühl des Wohlbeha-gens. Dann haben Sie sich ganz bewusst und unmittelbar an das universelle Prana angeschlossen und zugleich Ihre entsprechende Wahrnehmung geöffnet. Sie können sich auf dem Weg dahin helfen, indem Sie sich beim Einatmen immer vorstellen, dass Sie weißes oder goldenes Licht ein-atmen und es durch Ihren Körper strömen lassen.

Anschließend atmen Sie gleichzeitig über Ihr Kronen-und Ihr Wurzelchakra in Ihr Herzchakra und lassen die Atemluft aus Ihrem vorderen und hinteren Herzchakra aus-strömen. Lassen Sie zu, dass durch dieses lichtvolle Fließen und Strömen Ihr Herzchakra geöffnet und gestärkt wird.

Schicken Sie dann mit Hilfe Ihrer Vorstellungskraft von Ihren Augen aus ein Lächeln in Ihr Herz. Gehen Sie nun mit Ihrem Herzbewusstsein hoch über sich hinaus und leiten Sie das klare weiße Licht – gleich, ob es für Sie die universelle Lebensenergie Qi, Prana oder die Verbindung zu Gott ist – über das Kronenchakra in Ihren Prana-Kanal ein. Sie können diesen Vorgang unterstützen, indem Sie die Hände hoch über den Kopf heben, eine Art Trichter mit ihnen bilden und dort hindurch das Licht einfließen lassen. Lassen Sie nun das klare weiße Licht vom Prana-Kanal aus von oben nach unten in all Ihre Chakren einfließen, um sie zu öffnen und zu aktivieren: vom Kronenchakra aus zunächst in das Dritte Auge, dann in das Halschakra, das Herzchakra, den Solarplexus, das Sakral- und das Wurzelchakra. Lassen Sie dann das klare weiße Licht über die Knie- und Fußchakren zum Erdenstern strömen. Der Erdenstern liegt etwa 20 Zentimeter unterhalb der Stelle, auf der Sie stehen. Lassen Sie es dann weiter zum Erdmittelpunkt fließen, zum Herzen der Erde. Fühlen Sie sich eingebunden und gehalten in den kosmischen Zusammenhängen und spüren Sie die Verbindung zur Erde.

Sie werden feststellen, dass sich diese Lichtsäule, die bei Ihrer kleinen Meditation durch Ihren Prana-Kanal fließt, mit zunehmender Übung immer schneller aufbaut. Wenn Sie im Energiefluss und gut zentriert sind, nehmen Sie diese zugleich schützende und öffnende Lichtsäule wahr, sobald Sie Ihr Augenmerk, Ihr Bewusstsein darauf richten. Denn die Verbindung zur kosmischen Energie, zu Gott, ist immer da – wir sind es, die uns für dieses Licht, diesen Kontakt, öffnen müssen.

Die Aura als Prana-Prisma

Die Chakren, die sich in jeweils eine Auraschicht eröffnen, werden nicht nur vom reinen Prana genährt, das durch unseren

Prana-Kanal in unseren feinstofflichen Körper strömt. Es fließt auch durch und über die Auraschichten verdichtete kosmische Energie in unseren feinstofflichen Körper. Wie durch einen energetischen Filter wird das Prana über diesen Eingang in unseren feinenergetischen Körper entsprechend verdichtet.

Ähnlich wie ein Prisma das sichtbare Sonnenlicht in die verschiedenen Wellenlängen der Farben des Regenbogens zerlegt, transformieren auch die sieben Schichten unserer Aura das reine Prana in energetische Schwingungen. Die Energien werden wiederum so weit verdichtet und in ihrer Schwingung herabgesetzt, dass sie der energetischen Situation unseres feinstofflichen Körpers näherkommen und daher besser von ihm aufgenommen werden können: jeweils entsprechend der nach außen hin immer höher und feiner werdenden Schwingungen unserer Auraschichten.

Für die Energieanhebung unseres reinen Lichtkörpers spielt diese von außen nach innen durch die Chakren verlaufende Flussrichtung der feinstofflichen Energien allerdings eine untergeordnete Rolle. Tatsächlich ist das reine Prana-Licht, die reine und hochschwingende kosmische Energie maßgeblich für das Durchströmen unseres Lichtkörpers und die Erhöhung seiner Schwingung in unserem spirituellen Entwicklungsprozess.

Sonnenprana: Das Sonnenlicht

Während das Prana die reine und unverdichtete kosmische oder göttliche Energie ist, hat unser Sonnenlicht bereits einen materiellen Ursprung. Es stammt von dem durch stete Kernfusionen vor Energie und Lichtabgabe nur so leuchtenden Stern unseres Planetensystems. Wenngleich das Sonnenlicht auch eine sehr lichte und hochschwingende Energie ist, hat es doch im Unterschied zum reinen Prana bereits eine Verdichtung erfahren. Wer sich einmal mit den uns Menschen bislang bekannten Prozessen um die Entstehung von Sternen beschäftigt, bekommt eine Ahnung von dem gewaltigen Wechselspiel von Materie und Masse und Energie und Kraft. Selbst von den Astrophysikern wird dieser Vorgang mit gewisser Ehrfurcht und Zärtlichkeit als »Geburt« bezeichnet.

Doch trotz seines erwiesenermaßen materiellen Ursprungs ist Sonnenlicht außer reinem Prana die am wenigsten verdichtete Energie unseres Planetensystems, ja, auch unserer Galaxie, unseres Universums, ausgehend von den unzähligen Sonnen, von denen wir einige wenige als Sterne an unserem Nachthimmel sehen. Unter anderem ermöglicht uns das Sonnenlicht, das gesamte Spektrum des mit unseren Augen auflösbaren sichtbaren Lichts wahrzunehmen. Es schenkt uns den Regenbogen, eines der wichtigsten Zeichen Gottes auf der Erde.

Das Sonnenlicht wirkt auch unmittelbar auf unseren physischen Körper ein. Vor allem über Nervensignale des optischen Systems an Epiphyse und Hypophyse wird unser gesamtes Homonsystem synchronisiert. So wird in der Zirbeldrüse der Botenstoff Melatonin produziert, der unter anderem beim Schlaf eine wichtige Rolle spielt. Wesentlichster Effekt der Einwirkung des Sonnenlichts ist die Herstellung von Rhythmen, allen voran der Tag-und-Nacht-

Rhythmus, aber auch Mond- und jahreszeitlich bedingte Zyklen.

Das Sonnenlicht ist eine grundlegende Lebensvoraussetzung für uns Menschen und auch für die meisten Tiere auf der Erde. Wir brauchen alle eine gewisse Mindesteinstrahlung natürlichen Sonnenlichts, um uns als Kinder gut zu entwickeln und später als Erwachsene gesund und vital zu sein. Die Wirkung des Sonnenlichts geht weit über die Produktion von Vitamin D hinaus. Erhalten wir nicht ausreichend Sonnenlicht, kann dies neben anderem zu Depressionen führen. Ein Entzug des natürlichen Sonnenrhythmus über die regionalen und saisonalen (jahreszeitlichen) Tageslängen bringt unseren individuellen Biorhythmus aus dem Lot und unsere seelischen sowie auch feinstofflichen Systeme aus ihrer Mitte. Sonnenlicht aus dem orangeroten Spektralbereich wirkt auch auf die Eierstöcke der Frau ein. Es initiiert die Freisetzung des luteinisierenden Hormons aus der Hypophyse und reguliert auf diese Weise den Menstruationszyklus. Interessanterweise ist die Farbe des zweiten Chakras, des Sakralchakras, das eng mit der Sexualität verknüpft ist, ebenfalls Orange.

Diese gravierende Bedeutung der Sonneneinstrahlung für unsere physische und psychische Gesundheit gilt genauso für unsere Haustiere. Wie wichtig der Aufenthalt im Freien auch für Rinder, Schafe, Schweine, Hühner, Enten und andere uns anvertraute Geschöpfe für ihr Wohlergehen ist, sollten wir uns sowohl als Landwirte und Tierhalter wie auch als Verbraucher vor Augen halten.

Noch offensichtlicher ist die enge Verbindung von Pflanzen und Sonnenlicht. Über biochemische Prozesse wie die Photosynthese wandeln alle grünen Pflanzen oder Pflanzenteile das Sonnenlicht in physiologisch verwertbare Energie um. Sie speichern sie in all ihren Zellen, in erster Linie in Form von recht hoch schwingenden Kohlenhydraten. Wenn wir zu unserer Ernährung Pflanzenblätter, Stängel, Keimlinge, Wurzelknollen, Samen oder Früchte zu uns nehmen, führen wir unserem Körper dementsprechend reine und lichte Energie zu: die hochschwingende Energie des Sonnenlichts. Zudem ist diese Form des Pranas auf eine solche Weise in den Pflanzenzellen gespeichert, dass unser Organismus sie unmittelbar und fast ohne Verluste aufschließen und verwerten kann.

Luftprana: Der Atem

Zumindest wer Sport treibt oder meditiert, weiß aus eigener Erfahrung, wie essenziell der Atem für die Energieversorgung ist.

Der Sportler spürt sehr genau, was eine ausgeglichene Atmung für die Leistungsfähigkeit des Körpers bedeutet. Über die eingeatmete Luft werden die Gewebe, wird jede Zelle des Körpers mit Sauerstoff versorgt. Dies ist die unabdingbare Voraussetzung für den Stoffwechsel in jeder Zelle, also dafür, dass überhaupt Energie in (mechanische) Arbeit umgesetzt werden kann. Zudem wird der Luftsauerstoff auch in großen Mengen benötigt, um unsere Zellen und Gewebe von Schlacken und Giftstoffen zu reinigen. Daher ist vor allem auch bei der Erweiterung unseres Lichtkörpers, bei unserer fortschreitenden spirituellen Entwicklung, die ausreichende Versorgung unserer Körpergewebe, ja, jeder einzelnen Zelle mit großen Mengen möglichst reinen und energiereichen Sauerstoffs sehr wichtig.

Wenn eine solche Sauerstoffversorgung unseres Körpers nicht gegeben ist, kann dies – vor allem im fortgeschrittenen Entwicklungsprozess unseres Lichtkörpers – zu teilweise merkwürdigen und medizinisch nicht ergründbaren Beschwerden führen. Durch das Auffüllen unseres feinstofflichen Körpers mit immer mehr Licht werden vor allem sehr dichte Stoffe wie alte und neue Schlacken aus dem Organismus verdrängt und herausgelöst. Sinnvollerweise werden sie so rasch wie möglich ausgeschieden. Dabei handelt es sich sowohl um körperliche Stoffwechsel- als auch um feinenergetische Transformationsschlacken.

Ich hatte beispielsweise mit extrem starken Schmerzen in meinen Füßen zu tun, bei denen sich jeder einzelne der zahlreichen Fußknochen über Wochen hin wie hochgradig entzündet anfühlte und dementsprechend wehtat. Mit tief reinigenden und ableitenden Fußbädern mit Meersalz konnte ich mir immer wieder kurzfristig ein wenig Erleichterung verschaffen. Hinzu kam eine konsequente Ernährungsumstellung auf lichtvolle Nahrung, um meinem Körper zusätzlich möglichst wenig dichte Schlackenstoffe zuzuführen ...

In der Meditation wird in erster Linie mit dem Atem gearbeitet. So lenkt der Meditierende beispielsweise seine Konzentration auf seinen Atem, um das Rotieren seines Verstandes abzustellen. Er atmet im Kronenchakra ein und abwärts über die verschiedenen Chakren bis letztlich über das Wurzelchakra aus, um sich energetisch zu zentrieren. Wenn der Atem ruhig fließt, beruhigt sich auch unser Geist. Auf materieller Ebene ist dies leicht zu verstehen, da mehr als drei Viertel des mit der Atemluft aufgenommenen Sauerstoffs sofort an das Gehirn weitergeleitet werden. Diese gute Energieversorgung des Gehirns und der beiden oberen Chakren (Kronenchakra und Drittes Auge) bei ausgeglichener, tiefer Atmung reiner Luft leitet die Prana-Energie abwärts in die unteren Chakren. Diesen Energiestrom oder -ausgleich erleben wir subjektiv als Befreiung des Geistes. Unsere Kopflastigkeit, der bei uns häufig auftretende Energiestau in den oberen Chakren, wird so wohltuend aufgelöst.

Die Qualität der Atemluft ist allerdings schon allein in Deutschland äußerst unterschiedlich. Dafür braucht man sich nur vorzustellen, mitten in Berlin neben der Kreuzung von Schnellstraßen zu stehen, auf einer sattgrünen Wiese in der Norddeutschen Tiefebene zwischen Nord- und Ostsee oder mitten im Schwarzwald auf einer verwunschenen Lichtung. Atemluft ist bei weitem nicht gleich Atemluft. Ganz abgesehen von den physikalisch messbaren Komponenten wie Kohlendioxid-, Feinstaub- oder Industriegiftgehalt, enthält die Atemluft je nach geographischer und klimatischer Lage sehr verschiedene feinstoffliche Qualitäten.

Die fast stets wehende Luft im norddeutschen Flachland oder an unseren Meeresküsten ist auch energetisch sehr reinigend. Diese permanent vom Meer her erneuerten, durch den steten Wind ausgetauschten Luftmassen blasen unsere Lungen frei, aber auch tatsächlich unseren Kopf. Die wehenden reinen Lüfte reinigen unsere Aura und klären dadurch auch unseren Geist, was wir Nordseefans gern als »Durchpusten« bezeichnen. Die Lüfte nehmen aus unserer Aura feinstoffliche Schlacken und Energien mit, die dort nicht hingehören. Diese Reinigung ist umso wirkungsvoller, je mehr wir energetisch geöffnet, im Fluss und somit durchlässig sind. Menschen, die noch sehr stark mit alten Schlacken in ihrer Aura und in ihrem Körper belastet sind, erleben speziell Seeklima auch als Reizklima. Sie bekommen diesen Reinigungsprozess unmittelbar an ihrem eigenen Körper zu spüren.

In größeren Wäldern hingegen ist die Luft durch die reinigende und stärkende Wirkung der zahlreichen Pflanzen in erster Linie für unseren feinstofflichen Körper nährend. Vor allem die großen und sehr kraftvollen Bäume verbinden energetisch Prana und Sonnenlicht mit der Erde im wörtlichsten Sinne. Sie verstärken das energetische Feld der Luftmassen, ähnlich wie es übrigens auch natürliche und unverschmutzte Flüsse und Seen tun. So wird in waldreichen Gebieten wie im Harz, im Sauerland oder im Schwarzwald unsere Aura regelrecht energetisch aufgefüllt – wiederum umso mehr, je durchlässiger wir sind.

Hingegen ist die Atemluft, die in Großstädten zudem meist unter einer Dunstglocke festsitzt und die durch Abgase jeglicher Art verunreinigt wird und möglicherweise noch durch die

Schächte, Filter oder Bestrahlungsgeräte von Klimaanlagen geleitet wird, energetisch stark reduziert, manchmal auch so gut wie tot. Sie hat weniger Sonnenlicht gesehen und trägt zudem nahezu ungereinigt den ganzen energetischen Ballast der Stadt mit sich. Dazu gehören neben den physikalischen Komponenten der Luftverschmutzung auch die energetisch-feinstofflichen Ausdünstungen all der einzelnen Menschen, die hier leben. Neben der tatsächlich ausgeatmeten Luft sind das vor allem auch Worte und Gedanken jedes Einzelnen, die eine eigene Energie haben und damit das Umfeld dessen anfüllen, der sie verursacht hat. Neidvolle oder bewertende Gedanken, mit noch stärkerer Energie als ausgesprochene Worte, werden von uns häufig so achtlos in die Welt gesetzt. Dabei sind sie eine nicht zu unterschätzende Energie und tragen ebenso wie Taten zum Energiespektrum unserer Umgebung, ja, der ganzen Erde bei. Daher sollten wir sehr achtsam damit umgehen, was wir sagen, auch schon damit, was wir an Gedanken und Bildern durch unseren Kopf gehen lassen. Wir bestimmen mit unserem gedanklichen und sprachlichen Ausdruck direkt auch das Licht und den Schatten in unserer unmittelbaren Umgebung. Meckern, Flüche und missgünstige Äußerungen verpesten im wahrsten Sinne des Wortes die Atmosphäre, die Luft um uns herum. Hinwiederum kann ein liebevoller und sprachlich wie gedanklich achtsamer Umgang miteinander, aus weitestgehend reinem und geöffnetem Herzen heraus, die Luft regelrecht zum Leuchten bringen.

Aber wir nehmen auch mit natürlicher pflanzlicher Nahrung energetisierenden Sauerstoff auf, den die Pflanzen über die Photosynthesevorgänge in ihren hochschwingenden und stark energetisierten Kohlenhydraten gespeichert haben. Besonders reich an verwertbarem Sauerstoff sind Gemüse und Körner, vor allem aber auch Samen wie Sonnenblumenkerne und verschiedene Nüsse.

Erdprana und Sexualität

Der Vollständigkeit halber will ich hier noch die nährende und energetisierende Kraft der Sexualität und der Erdstrahlung aufführen.

Auch das elektromagnetische Feld unseres Heimatplaneten strömt als Energie[3] in aller Regel über unsere Füße, genauer die Fußsohlen, in unsere Energiesysteme. Wenn wir uns an einer energiereichen Stelle flach auf den Erdboden legen, können wir spüren, wie wir über die gesamte Kontaktfläche Energie aufnehmen. Sie bildet einen Gegenpol zu den kosmischen Energien, auch wenn sie den gleichen Ursprung haben. Sie erden uns im wahrsten Sinne des Wortes, verbinden uns mit unserer derzeitigen irdischen Existenz.

Sexuelle Energie wird jedoch nicht unmittelbar von außen zugeführt, sondern im eigenen Körper produziert. Hat man das Gefühl, sie vom Partner zu bekommen, handelt es sich meist nur um ein Abziehen seiner Energien. Da wir beim Akt idealerweise unsere energetischen Schichten öffnen und unter anderem auch unsere Aura mit dem Partner teilen, geschieht dies leicht. Das Abziehen passiert vor allem dann, wenn wir eher von außen eine Stärkung erwarten, als uns von innen heraus selbst zu kräftigen, uns selbst in unsere energetische Mitte zu bringen. Als Ausdruck der Wertschätzung unseres Partners und im Sinne des Energieausgleichs sollten wir – wenn wir es merken – die abgezogenen Energien mit einem einfachen Ritual wieder zurückschicken und uns um unsere eigene Energieversorgung kümmern. Das unerschöpfliche Prana können wir übrigens getrost und gewollt zu jeder Zeit für unsere Energieauffüllung anzapfen.

So wie man sich mit übermäßiger und nicht im Einklang befindlicher Sexualität schwächen kann, kann auch zu wenig Sex zu Blockaden und einem stagnierenden Energiefluss führen. Körperliche Erschöpfung geht bei vielen Frauen wie Männern ebenso mit einer mangelnden sexuellen Energie einher. Für manche Menschen ist Sexualität auch eine Möglichkeit, Energien zu transformieren. Zum Thema Sexualität und feinstoffliche Energien gibt es übrigens zahlreiche gute Bücher wie beispielsweise die verschiedenen Bände über das »Tao Yoga« von Mantak Chia.

Feste Nahrung

Darüber hinaus nehmen wir natürlich jeden Tag unsere feste Nahrung in Form von Brot, Suppe oder Gemüse zu uns. Wie wir jetzt allerdings gesehen haben, macht das, was wir an (an)fassbarer, kaubarer, schmeckbarer Nahrung zu uns nehmen, nur einen recht kleinen Teil der uns tatsächlich nährenden Energie aus. Zudem ist sie im Vergleich zu unseren übrigen Ernährungskomponenten relativ dicht. Diese dichte

Nahrung ist notwendig, um unseren physischen Körper zu erhalten und zu stärken, das Gefäß für unsere Seele. Die Portion Gemüse und Reis auf unserem Teller oder das Butterbrot in unserer Hand sind die dichteste Form von Energie, von Licht, von Prana, die wir zu uns nehmen.

Je mehr wir uns auf unseren Weg ins Licht einlassen, je weiter wir uns spirituell entwickelt haben und je höher wir auf feinstofflicher Ebene schwingen, desto mehr nähren wir unseren feinstofflichen Körper über reines hochschwingendes Prana oder über die nächsthöhere Schwingungsenergie des Sonnenlichts und der Atemluft.

Gleichzeitig werden wir aber auch immer sensibler für die feste Nahrung, die wir zu uns nehmen. Bestimmte Nahrungsmittel, die wir noch vor wenigen Monaten vertragen haben, lösen nun Durchfall oder einen sich in Konzentrationsstörungen äußernden plötzlichen Energieabfall aus. Über unsere Aura, die sich in diesem feinen energetischen Prozess verändert, nehmen wir aus den umliegenden morphogenetischen Feldern andere, höher schwingende und immer lichtvollere Informationen auf, die sich letztlich über den Ätherkörper auch in unserem physischen Körper niederschlagen. Das ist die materielle Rückkopplung zur Klärung und Ausweitung unseres Lichtkörpers.

Licht

Als Licht wird im Allgemeinen der für den Menschen sichtbare Bereich der elektromagnetischen Strahlung von etwa 380 bis 780 Nanometer Wellenlänge und einer Frequenz von etwa 789 bis herab zu 385 Terahertz verstanden. Das heißt nichts anderes, als dass das violette Licht gut 750 Billionen Mal in einer Sekunde schwingt, rotes Licht in jeder Sekunde immerhin noch etwa 450 Billionen Mal.

In der Physik steht der Begriff »Licht« aber auch für das gesamte elektromagnetische Wellenspektrum, also von der Höhenstrahlung im Bereich von einem Femtometer, einem winzigsten Bruchteil eines Millimeters, bis zum Langwellenbereich des Radios mit gut einem Kilometer Wellenlänge. Sogar aus naturwissenschaftlicher Sicht ist Licht demnach mehr als der kleine Auszug, den wir mit unserem bloßen Auge auflösen können. Licht oder elektromagnetische Wellen umfassen folglich Radiowellen, Mikrowellen, Infrarotstrahlung, sichtbares Licht, UV-Strahlung sowie Röntgen- und Gammastrahlung – kurz: das gesamte elektromagnetische Wellenspektrum. Der einzige Unterschied zwischen diesen Wellentypen liegt in ihrer Frequenz und somit ihrer Energie.

Unter bestimmten Umständen verhalten sich elektromagnetische Wellen wie Teilchen (Welle-Teilchen-Dualismus). Diese nennt man »Photonen«.

Die Physik sagt weiter: Elektromagnetische Wellen sind die einzige Form des elektromagnetischen Feldes, die auch unabhängig von einer Quelle existieren kann, obwohl sie von Quellen erzeugt werden.

Licht der Sonne

Auf das Sonnenlicht bin ich schon im Kapitel zum Sonnenprana näher eingegangen: Es ist nach dem reinen Prana in unserem Universum, in der Dimension, in der wir leben, die am höchsten schwingende und energiereichste Form von Licht. Vor allem über die Photosynthesevorgänge in den grünen Pflanzenteilen wird diese Form lichtvoller Energie auf unserer Erde verankert.

Über diese beiden Stufen wird das reine Prana energetisch so heruntertransformiert und verdichtet, dass wir es nutzen können, um damit unseren Körper zu ernähren. Dabei handelt es sich um physikalisch und biochemisch für unsere Naturwissenschaften nachvollziehbare Prozesse.

Im Kern unseres Sterns finden permanent Kernfusionen statt, die gewaltige Energiemengen freisetzen. Dabei verschmelzen im Inneren der Sonne die dichtgedrängten Atomkerne des Wasserstoffs, und es entstehen über einige Zwischenschritte Heliumkerne. Diese Kernfusionen setzen so viel Energie frei, dass die Temperaturen im Inneren der Sonne mehr als 10 Millionen Grad betragen. Pro Sekunde werden hier 564 Millionen Tonnen Wasserstoff zu 560 Millionen Tonnen Helium fusioniert. Dabei wird eine Energiemenge von rund 370 Quadrillionen Watt freigesetzt, eine Menge, die ausreichen würde, den Energiebedarf von Europa für etwa vier Millionen Jahre zu decken. Die für Menschen sichtbare Sonnenoberfläche, die gleißende Kugelschale aus Licht, ist 300 bis 400 Kilometer dick. Und an ihrer Oberfläche ist die Sonne immerhin noch rund 5500 Grad heiß. Können wir anhand dieser Zahlen erahnen, welches Ausmaß an Energie uns mit dem reinen Prana zu Verfügung steht?

Im Zuge der Photosynthese stellen die grünen Pflanzen und Pflanzenteile unter der Verwendung von (Sonnen-)Lichtenergie organische Stoffe her. Die Lichtenergie wird mit Hilfe lichtabsorbierender Farbstoffe wie dem Chlorophyll aufgenommen und über Kaskaden biochemischer Stoffwechselschritte in chemische Energie umgewandelt. Diese etwa vier Milliarden Jahre alte biochemische Reaktion ist die Grundlage für alle Lebensformen auf unserer Erde. Die Photosynthese treibt durch die Bildung organischer Stoffe direkt oder indirekt alle bestehenden Ökosysteme an. Fähig zur Photosynthese sind fast alle Landpflanzen und Algen sowie einige Bakterien. Sie stellen allen anderen Lebewesen energiereiche Baustoffe und für ihren eigenen Stoffwechsel nutzbare Energiequellen zur Verfügung.

Licht in der Aura

Früher ordnete man jeder Auraschicht eine bestimmte Farbe zu. Inzwischen hat sich aber herausgestellt, das dies nicht der tatsächlichen Dynamik der feinstofflich-spirituellen Vorgänge entspricht. Die Farben, die hellsichtige Menschen in der Aura sehen können, sind eher der Ausdruck unserer aktuellen Energiesituation und spirituellen Entwicklungslage. Sie können sich von einer Stunde zur nächsten verändern, sei es durch eine tiefe Meditation, durch das Treffen einer Entscheidung, durch den Kontakt mit einem anderen Menschen oder auch die Aufnahme bestimmter Nahrungsmittel.

So kann Gelb in der Aura die Kraft aus der eigenen Mitte heraus verdeutlichen, die allerdings auch mit einer Überlastung des Nervensystems oder der Gelenke einhergehen kann. Blau drückt eine große mentale Kraft aus, die sich individuell in sehr unterschiedlichen Facetten spiegeln kann: von einem Hang zum Grübeln über einen starken Drang zur Meditation bis hin zu einem Gefühl von Überlegenheit. Im Einklang mit sich und Gott, führt diese geistige Stärke und Klarheit zu Weisheit. Grün taucht meist in der Aura von heilkräftigen Menschen auf und intensiviert sich, je mehr sie Heilung zum Wohle von Menschen und Tieren einsetzen. Grau in der Aura kann auf Verschlossenheit und Zurückgezogenheit bis hin zur Isolation deuten. Wahrscheinlich kann der Mensch kaum noch seinen Körper spüren und ist in Trauer, Tränen, Depression und Verwirrung gefangen. Silber hingegen beleuchtet seine bewusste Verbindung mit seinem Höheren Selbst, mit seiner Seele. Er hat sich so weit entwickelt, dass er in der Lage ist, über Konzentration und Meditation hohe Schwingungen aufzubauen. Er befindet sich in Einheit mit den Aspekten seines Selbst und seinem Weg zum Licht, zu Gott. Gold steht für großes spirituelles Wachstum, für eine tiefe Verbundenheit mit allem Göttlichen, und zeigt auch den göttlichen Segen und Schutz an. Und Weiß kennzeichnet als reine göttliche Energie die höchste Schwingung. Die eigenen Bedürfnisse spielen keine Rolle mehr, der Mensch hat sich vollkommen seiner Lebensaufgabe zugewandt. Eine weiße Aura kann auch beim Übergang vom Leben in den Tod auftreten.

Zudem scheinen die Chakren durch bestimmte Farben in ihrer Schwingung oder Aktivität unterstützt und gestärkt zu werden. Dies kann beispielsweise durch die Visualisierung der entsprechenden Farbe bei einer Meditation geschehen oder durch Kleidung in der unterstützenden Farbe. Folgende Farben gehen mit dem zugeordneten Chakra am stärksten in eine solche Resonanzschwingung:

- Wurzelchakra: Rot (Feuerrot)
- Sakralchakra: Orange
- Solarplexuschakra: Gelb
- Herzchakra: Grün, Rosa
- Halschakra: Blau (Hellblau)
- Drittes Auge: Indigo- oder Dunkelblau, Violett
- Kronenchakra: Weiß, Tiefviolett

Es kann aber immer auch sein, dass einem Menschen bei der Meditation eine andere Farbe zu einem Chakra und der assoziierten Auraschicht einfällt (beziehungsweise von seinen Geistführern oder begleitenden Engeln durchgesagt wird). Auf diese innere Stimme sollten Sie stets hören und ausprobieren, damit zu arbeiten. Die Wahrscheinlichkeit, dass Sie ganz neue und unerwartete Erfahrungen machen, ist sehr groß.

Licht im Körper

Als Licht im Körper ist der Energiefluss in den Meridianen und Nadis gemeint, der von manchen hellsichtigen Menschen auch ganz direkt als ein Lichtstrom wahrgenommen wird.

Die *Meridiane* bilden ein Netzwerk aus Energieleitbahnen, das unseren gesamten Körper durchzieht und mit Lebensenergie (Qi oder Prana) versorgt. Wie wir es von traditionellen chinesischen Darstellungen kennen, ziehen zwölf Hauptmeridiane wie ein Netz über unsere gesamte Körperoberfläche. Dabei versorgen Nieren-, Leber-, Milz-, Blasen-, Gallenblasen- und Magenmeridian den Körper bis in unsere Beine, Herz-, Perikard-, Lungen-, Dünndarm-, Dreifacher-Erwärmer- und Dickdarmmeridian bis in unsere Arme hinein. All diese Energieleitbahnen ziehen natürlich auch tief in unseren Körper und versorgen die inneren Organsysteme mit Qi. Zudem sind alle Meridiane über Kollaterale untereinander verbunden. Und die sogenannten acht außerordentlichen Meridiane regulieren als übergeordnete und koordinierende Instanzen den Qi-Fluss im Körper.

Nadis bilden auf der Ebene unseres feinstofflichen Körpers durch ihre trichterförmig angeordnete Bündelung die Chakren. Nach außen hin öffnet sich dieser Trichter der Chakren in die jeweils zugehörige Auraschicht. In unserem Inneren münden die Nadis mit der Spitze des Trichters in den Prana-Kanal der Wirbelsäule.

Letztlich handelt es sich bei diesem Netzwerk aus Energieleitbahnen um den Übergangsbereich zwischen dem physischen und dem feinstofflichen Körper. Dort, wo die Energie oder das Qi beziehungsweise Prana näher an der Körperoberfläche strömt, liegen die mehr als 360 *Akupunkturpunkte*, mit denen die Traditionelle Chinesische Medizin seit Jahrtausenden arbeitet. Hier ist das Qi von außen, ganz unmittelbar von der Körperebene her zu erreichen. An den Akupunkturpunkten kann sein Strömen beispielsweise durch Nadel- oder Fingerdruckreizung direkt beeinflusst werden. Über diesen Zugang können Heilbehandlungen wie Akupunktur oder Akupressur und Shiatsu den Qi-Fluss und damit die energetische Versorgung in unserem Körper wieder stärken.

Es handelt sich bei den Akupunkturpunkten um Kreuzungspunkte zwischen den klassischen chinesischen Meridianen und den ebenso klassischen indischen Nadis, die aus dem Yoga kommen. Diese Energieleitbahnen und -punkte stellen die direkte Verbindung zwischen der Aura, dem Ätherkörper und den einzelnen Organen, Geweben und Zellen unseres Körpers her. Sie verbinden unmittelbar die feinstoffliche mit der physischen Ebene, die Aura mit den Organsystemen, Geweben und Zellen.

Diese Systeme sind unter anderem die Schnittstelle für Vorgänge, die im medizinischen Jargon unter den Begriff »Psychosomatik« fallen. So drücken sich emotionale Verletzungen und die dazugehörigen Schmerzen über diesen Weg körperlich aus. Auch Anhaftungen aus diesem oder einem vergangenen Leben (Karma) können sich über jene Schnittstelle zwischen Geist und Körper, zwischen Seele und Inkarnationsgefäß Ausdruck verschaffen. Darin liegt eine große Chance für uns Menschen, auch die »alten Päckchen« zu transformieren und loszulassen.

Wir sollten uns daher nicht wundern, wenn als Folge von Akupunktur- und Akupressurbehandlungen manchmal Erinnerungsbilder oder -gefühle aus vergangenen Leben oder sogar mit unserem Verstand nicht mehr nachvollziehbaren anderen Dimensionen hochgespült werden. Über diesen Zugang und die direkte Arbeit mit dem Qi oder Prana können wir die verschiedenen Ebenen eines Menschen erreichen. Wenn er es durch sein »Einlassen«, durch seine eigene Öffnung, zulässt, wenn er selbst oder ein Behandler es versteht beziehungsweise sich entsprechend führen lässt – und natürlich wenn der göttliche Plan dies vorsieht –, können über diesen Weg alle Aspekte, die sich in der Aura widerspiegeln, in Fluss gebracht und gegebenenfalls gelöst und geheilt werden. Dazu gehören auch karmische Verletzungen oder Krankheitsmanifestationen.

Darüber hinaus eröffnen sich die über 360 Akupunkturpunkte zusammen mit den 72 000 Nadis in den *Lichtkörper*. Hier strömt unser reinstes Prana ein. Bei einem guten Durchfluss macht dieser reine Lichtkörper etwa einen halben Meter im Durchmesser um den Körper aus. Er reicht dann etwa zur vierten Auraschicht. Sehr hochschwingend hellsichtige Menschen können diesen Lichtkörper sehen. Wenn ich tief meditiere, kann ich ihn erheblich ausweiten. Gebe ich mich statt dem Licht der Negativität hin und setze mit Neid, Wutausbrüchen oder Selbsterhöhung Dunkles in die Welt, nehme ich mir und meinem Umfeld Licht: Mein Lichtkörper schrumpft. Er ist somit unmittelbarer Ausdruck meiner gelebten Hinwendung zum Licht, zur Quelle, zur bedingungslosen Liebe, zu Gott. Aura und Lichtkörper sind demzufolge zwei verschiedene Energieebenen. Den Lichtkörper bauen wir selbst durch unseren spirituellen Lebensweg auf, wohingegen die Aura unseren physischen Körper über Wechselwirkungen mit dem morphogenetischen Feld entstehen lässt und anschließend im Wechselspiel von Energiefluss und Resonanz nährt.

Licht in den Zellen

Auch in unseren Körperzellen, den kleinsten lebenden Einheiten unseres Organismus, ist Licht. Im Einklang mit den von uns verstandenen physikalischen Gesetzen wird dieses Zelllicht in kleinen Paketen ausgesendet, den Lichtquanten.[4] Es entsteht durch energetisch angeregte Moleküle im Zellinneren, die ihre (über einen »Quantensprung«) aufgenommenen Energiepakete als Licht oder Photon[5] wieder abgeben. Um den Bezug zu lebenden Zellen und Systemen deutlich zu machen, prägte ihr Entdecker Fritz-Albert Popp in den siebziger Jahren den Begriff »Biophotonen«.

Dieses Zelllicht aus Biophotonen (manchmal auch als »Zellstrahlung« bezeichnet) ist so geordnet, dass es sich ähnlich wie sehr schwaches Laserlicht verhält (kohärent). Damit zeichnet es sich sogleich als ein wichtiges Informationsvehikel im Inneren einer Zelle und zwischen verschiedenen Zellen aus.

Vor allem spiralförmige Strukturen treten in Interaktion mit solch kohärentem Licht. Spiralen bilden einen Hohlraum aus, in dem elektromagnetische Wellen, oder in unserem Fall das Licht, von den Wänden immer wieder reflektiert werden. Auf diese Weise kann das Licht relativ lange gespeichert werden.

Eines der Schlüsselmoleküle in allen lebenden Zellen ist die vergleichsweise riesige und in Form einer Doppelhelix um sich selbst aufspiralisierte DNA. Man muss sich vorstellen, dass ein hauchdünner, etwa 2 Meter langer Molekülfaden auf dem engen Raum von nur wenigen Milliardstel Kubikzentimetern in sich selbst aufspiralisiert und verdrillt worden ist. Auf diesem Riesenmolekül liegen in jeder Zelle verschlüsselt in biochemischen Codes die genetischen Informationen eines Organismus, sozusagen die physischen Anweisungen des göttlichen Bauplans. Höchstwahrscheinlich werden im Hohlraum genau dieses DNA-Moleküls Biophotonen gespeichert. Die aufgenommene Menge wird als relativ konstant angenommen. Komplizierte physikalische Gesetzmäßigkeiten[6] sollen dafür sorgen, dass die DNA-»Röhre« eine recht stabile Anzahl an Photonen beherbergt. Man nimmt ein relatives Gleichgewicht zwischen Aufnahme (Absorption) und Abgabe (Emission) von Photonen aus der, gemessen an Zellzeiten, sehr langlebigen DNA an.

Das heißt, die DNA ist sowohl Speicher als auch Quelle von Biophotonen. Ich kann mir gut vorstellen, dass von dieser zentralen Schaltstelle im Zellinneren aus sowohl über die größtenteils bekannten biochemischen Prozesse als auch über bislang nur vermutete Signalketten aus Biophotonen die gesamten Zellfunktionen gesteuert werden: zum einen also die bekannte Ablesung der genetischen Information und ihre materielle Umsetzung in Proteine (Proteinbiosynthese), zum anderen im Grenzbereich zur feinstofflichen Ebene die alles koordinierende Signalwirkung oszillierender Lichtsignale.

Wahrscheinlich stellen die Biophotonen auf zellulärer Ebene die Verbindung zwischen der feinstofflichen und der physischen Ebene her. Vielleicht darf ich sie hier etwas flott als »intrazelluläre Morsezeichen Gottes« bezeichnen ...

Gespeist werden sie aus ständig nachfließendem kosmischem oder göttlichem Prana. Dass sich dieses am höchsten und energiereichsten schwingende feinstoffliche Licht, das reine Prana, für unsere Messgeräte wahrnehmbar verhält, zeigt, dass es schon heruntertransformiert worden ist. Um an der physisch-feinstofflichen Schnittstelle in den Zellen fungieren zu können, ist es verdichtet, und seine hohe Schwingung ist heruntergefahren. Wie eine solche energetische Transformation vonstattengeht? – Ich habe nicht die geringste Ahnung. Das scheint für uns auch nicht so wichtig zu sein. Wichtig ist die unverfälschte Energie und Botschaft dieses Lichts. Lediglich heruntergedimmt auf zellulär verständliches »Morseniveau«, trägt es die reine Information der Quelle von allem in sich.

Vielleicht finden die Naturwissenschaften demnächst mehr über die Biophotonen und ihre Aufgaben in den Zellen und im Gesamtzellverband eines Körpergewebes heraus.

Lichtvoller Weg

Wer sich für seinen spirituellen Weg entschieden hat, begibt sich auf einen sehr individuellen Pfad, um selbst lichtvoll zu werden und in Liebe und Verbundenheit mit allem zu leben. Dies ist keine Lichtarbeit zum Selbstzweck, sondern dient im wahrsten Sinne des Wortes dazu, das Licht als klare, von Liebe und Mitgefühl getragene Energie auf die Erde zu holen und sie auf diesem wundervollen und arg geschundenen und ausgebeuteten Planeten anzureichern und zu halten, auf unserer Erde, die sich ebenfalls in Wandlung befindet.

Individuelle Wege

Wer seine bereits auf Seelenebene übernommene Aufgabe annimmt, wer sich ihr aus ganzem Herzen widmet, gibt nicht nur seinem Leben einen Sinn, sondern trägt auch wie ein kleiner Mosaikstein zur Heilung und Bewahrung der Erde und allen Lebens auf ihr bei. Je mehr Menschen sich auf ihren Weg machen, desto größer sind die Chancen, dass wir unsere Erde mit all ihren Tieren, Pflanzen und anderen Wesenheiten »über den Berg kriegen«. Wer halbwegs aufmerksam verfolgt, was in der Welt passiert, weiß, dass es später als fünf vor zwölf ist: von der Dynamik ihrer Plattentektonik, die sich in Tsunamis und Erdbeben ausdrückt, über die weltweite

Gletscherschmelze und gigantische Waldbrände in Griechenland oder Kalifornien bis hin zu versiegendem Wasser in Südeuropa und Australien und der weltweiten Verschmutzung von Flüssen, Seen, Luft und dem ebenfalls nur geliehenen Boden.

Die Aufgabe eines jeden kleinen Mosaiksteins ist nur sehr selten spektakulär. Für die meisten Menschen geht es darum, in innerer Stille Licht in ihren Tagesablauf zu bringen. Dieser Weg gehört mit zu den schwersten, denn es ist wahrlich nicht einfach, bei seinen gesamten Alltagsangelegenheiten sowohl klar zu sein und zu handeln als auch dabei in Liebe zu kommen und zu bleiben. Das heißt, der Welt mit offenem Herzen zu begegnen, also tatsächlich ohne Bewertungen, mit einem klaren, aus unserer täglich gereinigten Mitte heraus schaffenden Geist. Das heißt auch, bei Unrecht einzuschreiten und zu helfen, ohne jemanden abzuwerten. Das heißt, bedingungslos zu lieben – es geht also um die eigene Herzöffnung, ohne Bedingungen an den anderen zu stellen. Das heißt, von sich selbst abzusehen.

Dieser Weg ist ein sehr aktiver. Er bedeutet nicht, sich ins stille Kämmerchen zu begeben und dort jede freie Minute zu beten und zu meditieren. Es ist nur sehr wenigen Menschen tatsächlich vorbehalten, in meditativer Versenkung und eremitischer Zurückgezogenheit ihre Energie- und Lichtarbeit für die Erde zu leisten. Und diese wenigen machen sich mit aller Konsequenz und meist auch Ausschließlichkeit an ihr Vorhaben. Das hat nichts mit Rückzug von der Welt und von eigener Verantwortung zu tun. Im Gegenteil geben diese

Menschen alles bedingungslos auf, um sich ihrer Aufgabe zu widmen.

Eine weitere Aufgabe kann es sein, heilerisch tätig zu sein, und zwar unmittelbar für Menschen, Tiere und alle anderen Lebensformen der Erde. Ob man Heilrituale für unseren Planeten oder die im Viertel streunenden Katzen macht, als Ärztin, Heilpraktiker oder Qi-Gong-Lehrer tätig ist, ob man Vorträge hält oder entsprechende Bücher schreibt: Diese Aufgabe fordert uns, nicht nur aktiv das Licht auf der Erde zu vermehren, sondern auch anderen dabei behilflich zu sein, in ihr Licht zu kommen und es zu vermehren und zu halten. Dies alles ist mehr ein Dienen als ein aus dem Selbst heraus entschiedenes Handeln: Wo werde ich gebraucht? Wo kann ich wie helfen? Es ist ein Dasein für die Ansprache, für die Not oder Orientierungslosigkeit anderer. Nicht nur ein Warten, sondern ein aktives Suchen, wo ich gebraucht werde.

Jeder Mensch beginnt seinen spirituellen Weg an seinem ganz individuellen Startpunkt, wenn er sich auf der Erde inkarniert. Manche stehen noch ganz am Anfang ihres Lichtkörperprozesses, andere sind – wie beispielsweise die sogenannten Indigo- oder Kristallkinder – bereits sehr lichtvoll, wenn sie das Licht der irdischen Welt erblicken. Manche Seelen haben bereits in früheren Leben viel Licht und hohe Schwingungen aufbauen können, während andere schlicht mit einer anderen Aufgabe hergekommen sind. Zudem haben viele jeweils ihr eigenes karmisches Päckchen zu tragen.

Und jeder hat von den unterschiedlichen Startpunkten aus

im aktuellen Leben eine eigene Wegstrecke zurückgelegt. Mancher hat sich den Zugang zu einem spirituellen Bewusstsein mühsam oder schmerzvoll erarbeiten müssen, andere hatten dafür stets den äußeren, vor allem aber inneren Freiraum zur Verfügung.

All das ist frei von jeder Bewertung. Niemand ist mehr oder weniger wert. Keiner ist herablassend zu behandeln. Und keiner ist gar anbetungswürdig, nur weil seine spirituelle Entwicklung schon weiter fortgeschritten ist.

Uns steht ohnehin keinerlei Bewertung zu. Jeder Mensch ist ein aus Prana, aus dem Licht geschaffenes Wesen und daher wie alle anderen Lebewesen, wie alle anderen Menschen, Tiere und Pflanzen einfach da: Jeder ist als Geschöpf Gottes zu achten, wertzuschätzen und zu lieben.

Spirituelle Entwicklung

Für die meisten Menschen beginnt das mehr oder weniger bewusste Betreten ihres spirituellen Wegs über Formen der Meditation und des Gebets.

Wenn wir uns darin üben, unseren Kopf zu leeren, unsere Gedanken fortzuschicken oder ruhen zu lassen, wenn wir Orte der äußeren und inneren Stille aufsuchen, um das Kreisen in unserem Kopf zu stoppen, wenn wir eine Verbindung zu unserem inneren Kern, unserer inneren leisen Stimme, zu dem göttlichen Funken, dem ruhenden, weisen Kern in uns suchen, dann gehen wir – gleich, ob bewusst oder unbewusst – in Meditation.

Eine solche Form der Versenkung ist meistens unspektakulär. Sie kann einfach auf einem Spaziergang geschehen, für Sekunden, beim Betrachten des Grüns der Wälder, beim inneren Eintauchen in das Blau des Himmels, beim tiefen Einatmen des wohlriechenden Atems der Erde oder sogar auch im Vorbeiziehen der Häuser der Stadt beim Blick aus dem S-Bahn-Fenster.

Die Versenkung kann auch als eine bewusste, meist ritualisierte Entscheidung erfolgen: als gezielt durchgeführte Atem- oder Bewegungsmeditation beispielsweise, in einem Raum, in dem wir uns geschützt fühlen, in Form von Qi-Gong- und Yoga-Übungen, mit denen wir jeden Morgen beginnen, vielleicht nach Zen-Art eine Versenkung in der Stille. Oder wir beten – allein oder in einer Gemeinschaft.

Es gibt unzählige Möglichkeiten, auf Abstand zu dem eigenen, meist dauerbeschäftigten Ego-Mittelpunkt zu gehen. Jeder Mensch hat seinen eigenen Weg, wie er zur Ruhe kommen und sich zugleich erden und mit der universellen Prana-Energie verbinden kann. Auch wer auf dieses Buch gestoßen ist, beschäftigt sich wahrscheinlich mit dem lichtvollen Weg, mit der Stärkung seiner selbst und der Erde durch reines Prana.

Durch die meditative Zentrierung, die Übung der Versenkung und des Loslassens der Gedanken und inneren Bilder, beginnt sich der Prana-Kanal immer mehr und häufiger zu öffnen. Zugleich differenziert sich bei den meisten Menschen ihre Körperwahrnehmung, beispielsweise spüren sie Energieströme entlang der Meridianverläufe oder fühlen, wenn sich ihr Herzchakra öffnet. Mit dem einsetzenden Reinigungsprozess durch das vermehrt einströmende Prana können manchmal ungewohnte Ausscheidungsprobleme auftauchen, etwa Verstopfung oder Durchfall oder ein ungewöhnlicher Körpergeruch. Die Herauslösung und Ausscheidung von Stoffwechsel- und ersten Transformationsschlacken setzt dann ein.

Praktizieren wir unsere Form der Meditation mehr oder weniger regelmäßig, dann können wir meist irgendwann auch unseren Prana-Kanal gezielt öffnen und seine Öffnung auch halten und verstärken. Wir haben unseren Lichtkanal wahrscheinlich auch schon gespürt, gleich, ob mit dem inneren Auge gesehen oder geahnt, vielleicht auch gehört oder gerochen. Wir verspüren vielleicht sogar hin und wieder den Drang, jetzt in die innere Ruhe zu gehen, sodass uns unsere Form der Meditation ein immer größer werdendes Bedürfnis wird.

Manchmal tauchen als hellsichtige oder hellfühlige Wahrnehmungen auch Ahnungen, Stimmen oder Bilder auf. Es mag uns zwar noch schwerfallen, sie als geistige Mitteilungen zu verstehen, als innere Stimme oder göttliche Führungsbotschaft erhalten sie für uns aber immer mehr Bedeutung. Vielleicht haben wir gemeint, einmal die Stimme unserer Katze gehört zu haben, oder wir haben ein gestaltähnliches Licht oder einen Schatten an unserem Fenster vorbeiziehen sehen. Vielleicht war es auch ein weißlich goldenes Licht, wie eine Kugel oder fast wie eine Gestalt. Oder wir haben einen unserer verstorbenen Verwandten oder Bekannten oder auch einen »leibhaftigen« Engel mehr gespürt als gesehen.

Wir ahnen oder fühlen, dass wir alte Verhaltensmuster loszulassen beginnen, weil sie sich mit unserer wachsenden inneren Gelassenheit überlebt haben. Sie sind überflüssig geworden. Gleichzeitig sind uns starke Gefühlsschwankungen nicht fremd. Aus unerklärlichen Gründen schraubt sich aus uns manchmal ein völlig unpassender Wutanfall hervor. Und kurze Zeit später begegnen wir unserem Nachbarn mit spontanem und warmherzigem Mitgefühl.

Auch auf körperlicher Ebene können nun – meist sporadisch – ungewöhnliche Phänomene auftreten: seltsame Ohrgeräusche wie quietschende oder laut piepsende Töne, die sich über Stunden halten können und dann unerklärlicherweise wieder verschwinden; ungewöhnliches Kälte- und Wärmeempfinden im Körper wie plötzliche Kälte außen und innen, ohne dass äußere Faktoren dafür verantwortlich sind. Oder uns wird aus unerfindlichen Gründen von jetzt auf gleich heiß, wir haben schmerzende Beine, Arme und Füße – oder Hautausschläge, ohne dass ein Arzt die Ursache dafür ausmachen könnte. Unser Schweiß, Urin oder Stuhl kann so streng und fremd riechen, dass wir nur darüber staunen können, dass sie aus unserem Körper gekommen sein sollen. Häufig kommt es auch zu einem Aufflackern alter, längst schon vergessener Symptome oder Krankheiten.

Wir sind in Wandlung, befinden uns in tiefgreifender Transformation – wundern wir uns nicht. Wir lassen immer mehr Licht, immer mehr Prana und hochschwingende Energie in unseren physischen und unseren feinstofflichen Körper. Durch diese stete Auffüllung und Erweiterung unseres Lichtkörpers fallen verstärkt die Abfallprodukte unseres Transformationsprozesses an und werden – Gott sei Dank – auch ausgeschieden. Die Auswahl entsprechend lichtvoller Nahrungsmittel kann uns auf unserem Weg des Lichtkörperprozesses entscheidend unterstützen und uns auf allen Ebenen – körperlich, psychisch, geistig und feinstofflich – begleiten.

Gehen wir den Weg weiter, wird uns die tägliche Meditation immer deutlicher ein existenzielles Bedürfnis werden. Wir suchen verstärkt die Anbindung an das Göttliche und spüren sie auch immer klarer. Bitten und Beten – mehr aus Demut als aus Verlangen – werden uns im Alltag immer vertrauter.

Wir können unseren Prana-Kanal mit Hilfe unserer Meditationen und geistigen Übungen gezielt öffnen, klären und rein halten. Dabei bitten wir unsere geistigen Helfer wie Geistführer, Schutzengel, Erzengel oder Gott selbst mit großem Selbstverständnis um Hilfe. Wir vertrauen und erhalten zunehmend auch mit ebensolchem Selbstverständnis Antworten aus der geistigen Welt, Antworten, die wir immer besser verstehen.

Wir öffnen uns immer mehr für die geistige Welt. Gleichgültig, wie wir selbst es nennen mögen: Wir empfangen, wenn wir uns gut in unsere Mitte gebracht und unseren Lichtkanal aktiviert haben, Botschaften, Hinweise und Hilfen aus jener Dimension. Es sind Aspekte von Hellsichtigkeit, Hellfühligkeit oder Hellhörigkeit. Manche Menschen können auf dieser spirituellen Entwicklungsstufe bei entsprechender Einstimmung auch für andere Menschen oder auch für Tiere bei Geistführern, Schutzengeln oder Erzengeln direkt um Informationen oder Hilfe anfragen.

Im Körper wird zusehends die Trennung zwischen physischer und feinstofflicher Wahrnehmung aufgehoben. Wir erleben immer mehr Gefühle körperlich-geistiger Gelassenheit, erfahren aber auch – wenn wir uns darauf einlassen – Zustände körperlicher, emotionaler oder geistig-spiritueller Ekstase. Diese ist nicht unbedingt für Außenstehende spektakulär, hat aber für uns einen tiefes Glücksempfinden auslösenden Tiefgang. Wir gelangen zu innerer Zufriedenheit.

Die körperlichen und psychischen Auffälligkeiten und Symptome auf dieser spirituellen Entwicklungsstufe sind vor allem auf die ungewohnt hohen Schwingungsebenen und die anfallenden Transformationsschlacken zurückzuführen. Der gereinigte und relativ hoch schwingende Körper reagiert auf Fehler im Lebensstil oder in der Ernährung oft ganz unmittelbar. So kann es sein, dass er durch Übelkeit, Erbrechen oder Durchfall die energetischen Störungen beziehungsweise eine zu hohe Dichte gleich wieder loswird.

Die Reaktionen auf die Akkumulation von Licht und die Schwingungserhöhung sind je nach individueller Vorgeschichte extrem verschieden. So können beispielsweise vereinzelte Symptome an individuellen Schwachstellen auftreten, etwa Hüft- und Kniegelenksschmerzen oder Hautekzeme. Häufig kommt es auch zu Veränderungen im Bereich der Geschlechtsorgane, die sich beispielsweise über Menstruationsbeschwerden oder Hodenschmerzen ausdrücken. Andere gravierende Symptome als Folge des fortgeschrittenen Transformationsprozesses können eine immens große innere Unruhe oder Schlafstörungen sein.

Auch wenn immer wieder einmal starke Gefühlsschwankungen aufflammen, vor allem wenn wir mit den ungewohnt hohen Schwingungsebenen nicht zurechtkommen, überwiegt jedoch eine stabile Gefühlslage. Wir können zusehends von uns selbst absehen und entwickeln wahres Mitgefühl. Wir sind auf dem besten Weg zu bedingungsloser Liebe.

Wer in der nächsten, sehr hoch schwingenden spirituellen Entwicklungsstufe angekommen ist, für den ist der spirituelle Weg nicht nur selbstverständlich, sondern Alltag. Diese Menschen leben, indem sie sich lichtvoll führen lassen. Hellsichtigkeit oder Hellfühligkeit sind kein Thema mehr für ihren Verstand, denn sie kommunizieren mit großer Selbstverständlichkeit permanent auf geistiger Ebene: sowohl mit anderen hochschwingenden Menschen oder Tieren als auch mit unterschiedlichen Wesenheiten, deren Kontakt sie suchen oder die Kontakt mit ihnen suchen. Für sie ist der Schleier zwischen unserer irdischen und der feinstofflich-geistigen Welt nicht mehr vorhanden. Sie leben in tiefer, vertrauensvoller Gelassenheit und sind in allumfassender Liebe.

Ihr physischer und feinstofflicher Körper sind entgiftet und gereinigt. Die Schwingungsebene ist auf dieser fortgeschrittenen Entwicklungsstufe sehr hoch und der Lichtkörper optimal geweitet und mit Licht und Energie angefüllt. Solche Menschen haben eine sehr hohe Sensibilität auf allen Ebenen. Beeinträchtigungen jeglicher Art werden dementsprechend sehr schnell wahrgenommen, zumal alle Ebenen sehr empfindlich auf stoffliche und energetische Verunreinigungen reagieren. Sie werden sehr viel empfindlicher für Störungen, können diesen aber auch schneller begegnen oder ausweichen, da sie bereits die Schwingungen, die von solchen Störungen ausgehen, aus großer Entfernung wahrzunehmen vermögen.

Spirituelle Entwicklungskategorien zur Selbsteinschätzung

Kategorie	Stufe 1	Stufe 2	Stufe 3	Stufe 4
Meditation	Stetiges Üben der Versenkung, des Loslassens von Gedanken und inneren Bildern.	Wird mehr oder weniger regelmäßig praktiziert.	Meditation ist »tägliches Brot« und nährt daher Körper, Geist und Seele.	Das Leben ist Meditation. Es gibt keinen Unterschied mehr zwischen eigenen Lebens- und Handlungsimpulsen und lichtvoller geistiger Führung, der Verbindung mit dem Göttlichen.
Prana-Kanal	Leichte Öffnung, zarte Verbindung.	Kann aktiviert und geöffnet werden.	Es ist ein Bedürfnis, den Prana-Kanal jeden Tag zu aktivieren, zu öffnen und zu klären.	Ist stets offen, und es besteht eine klare Verbindung sowohl zur Erde als auch »nach oben«.
Hellsichtigkeit oder Hellfühligkeit	Nicht bewusst, wird nicht eingesetzt.	Manchmal tauchen Ahnungen, Stimmen oder Bilder auf – es fällt noch schwer, sie als geistige Mitteilungen zu verstehen, als innere Stimme oder göttliche Führungsbotschaft erhalten sie aber immer mehr Bedeutung.	Durch bewusste und gezielte Öffnung und Klärung des Prana-Kanals kann der Kontakt mit der geistigen Welt hergestellt werden.	Es gibt keinen Schleier mehr zwischen den Welten, die Trennung zwischen materiell und geistig, zwischen irdisch und göttlich ist aufgehoben: »Die Leitung steht.«

Kategorie	Stufe 1	Stufe 2	Stufe 3	Stufe 4
Körperliche Auffälligkeiten	Meist sehr agil und kraftvoll sowie ausdauernd im Tun oder das ganze Gegenteil: schnell ermüdend.	Sporadisch auftauchende Beschwerden wie Ohrgeräusche oder schmerzende Beine.	Je nach individueller Vorgeschichte teils gravierende körperliche Symptome als Folge des fortgeschrittenen Transformationsprozesses, zum Beispiel Hautekzeme wie bei einer Schuppenflechte, große innere Unruhe, Schlafstörungen.	Der gereinigte Körper reagiert auf Lebensart- oder Ernährungsfehler sofort, beispielsweise durch Übelkeit, Erbrechen oder Durchfall, um die hohe Dichte gleich wieder loszuwerden.
Psychischemotionale Ebene	Hat sich selbst zum Mittelpunkt von Wahrnehmungen und Gefühlen.	Meist starke Gefühlsschwankungen: von unerklärlichen Wutausbrüchen bis zu ebenfalls fast ausbruchsartigem warmherzigem Mitgefühl.	Überwiegend stabiler Gefühlshaushalt, kann zusehends von sich selbst absehen – bedingungslos lieben.	Ist in allumfassender Liebe.
Aura	Je nach aktueller Situation individuell wechselnde Farbe, Leuchtkraft und Größe.	Klare Farben, die auch schon beständiger bleiben.	Goldweiß und groß.	Klar weiß und sehr groß, aber vollkommen unaufdringlich.

Spiritualität und Ernährung

Diese genauere Betrachtung unserer stets individuell ablaufenden spirituellen Entwicklungen dient allein dem Zweck, den eigenen aktuellen Stand herauszufinden, um sich den weiteren Lichtkörperprozess so leicht wie möglich zu machen. Die Einschätzung unserer derzeitig zu bewältigenden Wegstrecke kann uns helfen, uns mit der Auswahl unserer Nahrungsmittel bei unserer weiteren spirituellen Entwicklung zu unterstützen.

Denn jede spirituelle Entwicklung verläuft anders. Jeder Mensch bringt eine andere karmisch bedingte spirituelle Reife, aber auch individuell sehr unterschiedliche Vorbelastung mit in dieses Leben. Daraus resultieren sehr verschiedene körperliche, emotionale und geistige Erfahrungen während des Auffüllungs- und Ausweitungsprozesses des Lichtkörpers.

Sie können sich vielleicht vorstellen, dass mit fortschreitender spiritueller Entwicklung immer mehr Licht in Ihren Körper gelangt. Dies fließt zwar überwiegend in Ihren feinstofflichen Körper hinein, der aber, wie wir gesehen haben, über Schnittstellen eng mit dem physischen Körper verknüpft ist. Das nachströmende, hineingezogene, manchmal vielleicht auch von höheren Helfern hineingedrückte Licht füllt uns immer mehr mit Prana, mit Energie auf. Dieser Vorgang bindet uns zunehmend in eine tiefe Geborgenheit ein, nämlich in eine tiefe Verbindung zur Quelle, zum Göttlichen. Gleichzeitig reinigt er auch den physischen wie den feinstofflichen Körper. Daher fallen im Zuge unserer spirituellen Entwicklung vermehrt die auf den verschiedenen Ebenen »ausgekehrten« Abfälle, die physischen Stoffwechsel- und die feinstofflichen Transformationsschlacken an.

In den weiteren Kapiteln möchte ich Ihnen einfache Orientierungshilfen an die Hand geben, mit denen Sie herausfinden können, welche Nahrungsmittel Ihren Energiefluss erschweren – auf den Ebenen, die Sie in Ihrer individuellen Entwicklungsstufe wahrnehmen. Entscheiden Sie, ob Sie auf deren Genuss künftig verzichten mögen. Vor allem aber wird die Rede davon sein, welche Nahrungsmittel Ihren Energiefluss unterstützen.

II. Unsere lichtvolle Nahrung

Für unser Alltagsverständnis mag die Überlegung, wie Licht, lichtvolle Energie, Prana überhaupt in unsere Nahrungsmittel gelangt, zunächst ungewöhnlich oder gar seltsam anmuten. Doch wer sich ein wenig auf das sich gleichzeitig durchdringende Nebeneinander von materieller Welt und feinstofflich-energetischer Ebene unserer Dimension eingelassen hat, für den wird die Frage hinsichtlich einer im wahrsten Sinne des Wortes ganzheitlichen Ernährung naheliegend und sinnvoll sein.

Wie kommt das Licht in die Nahrung?

Pflanzen

Pflanzen stellen durch Photosynthese aus energiearmem Kohlendioxid und Wasser mit Hilfe des Sonnenlichts energiereiche Kohlenhydrate her. Der grüne[7] Farbstoff der Pflanzen, das Chlorophyll, fungiert hierbei als eine Art Antenne für die Photonen des Sonnenlichts. Das Chlorophyll ist innerhalb der Pflanzenzelle in spiralförmige Proteinketten eingebettet, die die energiereichen Photonen wie mit großen, ausladenden Armen einsammeln und an das Farbstoffmolekül weiterleiten.

Kaskaden biochemischer Reaktionen wandeln die aufgenommene Energie in Glukose (einen Zucker) um. Dieses Universalmolekül dient als Energielieferant für die Pflanzenzellen selbst, aber auch zum Aufbau aller anderen organischen Substanzen. Dieses Kohlenhydrat wird in erster Linie in der Glykolyse zu dem universellen Energieträgermolekül Adenosintriphosphat (ATP) verstoffwechselt. Als Kraftstoff der Zellen treibt ATP nun alle weiteren Stoffwechselreaktionen an, die unter anderem Zellbausteine wie Proteine, Fette, Nukleinsäuren und auch Chlorophyll und das tierische Äquivalent Hämoglobin hervorbringen.

Sowohl Tiere als auch wir Menschen ernähren unseren

Körper somit letztlich von Sonnenlicht, das gewissermaßen die Essenz der festen Nahrung ist, die wir zu uns nehmen.

Die bisherige Beschreibung ist die eine, naturwissenschaftlich bekannte und belegte Quelle des Lichts in unserer Nahrung: die Aufnahme und Speicherung von Sonnenprana über die biochemische Reaktion der Photosynthese in grünen Pflanzen.

Auf feinstofflicher, außerhalb des wissenschaftlichen Spektrums liegender Ebene wird weiteres und noch höher schwingendes Licht in die pflanzlichen Zellen aufgenommen: das reine kosmische Prana.

Dieses Prana entspricht in bereits verdichteter Form den Biophotonen, die sich als Zellstrahlung in den Hohlraummolekülen der Zellen wie der DNA aufhalten. Das Ur-Prana gelangt über ihren feinstofflichen Körper in die Pflanzen (und Tiere). Auch Pflanzen haben natürlich eine Aura und ebenso – meist an ihrer höchsten Stelle – ein Eingangschakra in ihre jeweilige Form von Prana-Kanal. Wie bei uns Menschen gelangt das reine kosmische Prana über diese Eingangspforte in den feinstofflichen Körper einer Pflanze. Dort nährt es zum einen direkt die Aura, zum anderen wird es in die intrazellulären Biophotonen umgewandelt (transformiert).

Auch bei Pflanzen ist eine stabile und durchlässige Aura notwendig, damit reines Prana einströmen und ihre feinstofflichen Ebenen nähren kann. Und gleichfalls wie bei uns Menschen ist für die Ausbildung einer kräftigen und starken Aura das Wohlergehen der Pflanze auf allen Ebenen des Seins erforderlich. Dazu gehören artgerechte Umweltbedingungen wie ausreichend Sonnenlicht, Wärme und Feuchtigkeit, aber auch eine passende Atmosphäre für Wachstum und Gedeihen.

So wirkt sich beispielsweise zusätzlich zur physischen Belastung die Lage eines Weizenfeldes unmittelbar neben einer stark frequentierten Autobahn auch auf die Aura der einzelnen Weizengräser aus. Dieser extrem »stressige« Standort hat unter anderem zur Folge, dass sich die Aura der Weizenhalme und der Ähren nicht voll entfalten kann. Hinzu kommen die unzähligen Energiepakete, die in Form meist genervter Autofahrer an ihnen vorbeibrausen. Viel emotionaler Abfall und Transformationsschlacken all dieser Menschen landen auf feinstofflicher Ebene auf jenem Weizenfeld. All das bewirkt ein starkes Zusammenziehen der Aura jeder einzelnen Pflanze. Die Folge ist, dass auch das pflanzliche Äquivalent des Prana-Kanals verengt ist und die Chakren kaum durchlässig sind. Weizen an einem solch vielschichtig belasteten Standort hat daher kaum Chancen, viel reines Prana aufzunehmen und in für uns als Endverbraucher verwertbare Lichtform umzuwandeln und zu speichern.

Sehr feinsinnige Menschen können beispielsweise selbst bei ökologisch angebautem Bio-Weizenmehl große Unterschiede in seiner Aura wahrnehmen – je nach Standort und auch Behandlung des Weizens von der Gewinnung und Aussaat des Samenkorns bis zu seiner Ernte und Verarbeitung zu Mehl.

Künstliches Licht

Werden unsere Nahrungspflanzen etwa in Treibhäusern ausschließlich unter künstlichem Licht großgezogen, können sie kein Sonnenprana aufnehmen. Sie werden nur mit Lichtwellen versorgt, die auf materieller Ebene ihr Wachstum ermöglichen. Nun wird der Verstand sogleich einwenden, dass auch das künstliche Licht aus Photonen zusammengesetzt ist. Weshalb sollte es sich nicht in Form von Biophotonen als nährende Lichtenergie in solchen Pflanzen beziehungsweise Nahrungsmitteln niederschlagen? Nun, sie tun es. Der Unterschied zu den Photonen des Sonnenlichts ist jedoch aus feinstofflicher Sicht ein gravierender: der Grad ihrer Schwingung.

Übung: Den energetischen Unterschied von Licht erspüren

Sie können selbst mit einer kleinen Übung versuchen, den energetischen Unterschied zu erspüren: Setzen Sie sich dazu vor eine Lampe, ein künstliches Licht Ihrer Wahl. Das Licht sollte Ihnen angenehm sein – also vielleicht von Ihrer Lieblingslampe stammen. Setzen Sie sich mit geöffneten und anschließend mit geschlossenen Augen vor die Lampe in ihr Licht und erspüren Sie, welche Wärme, welche Helligkeit, welche Schwingung und welches Licht, welche Energie tatsächlich von ihr ausgehen. Versuchen Sie dabei auch, Ihr Drittes Auge einzusetzen. Als zusätzlichen Vergleich können Sie dasselbe noch mit einer besonders hellen Lampe durchführen. Setzen Sie sich anschließend möglichst direkt in die Sonne. Es muss kein Hochsommertag mit strahlendem Sonnenschein sein. Wenn eine dichte Wolkendecke die Strahlung abdimmt, ist das Erspüren nur etwas schwieriger, nämlich feiner. Spüren Sie erneut, welche Wärme, welche Helligkeit, welche Schwingung und welches Licht, welche Energie von der Sonne ausgehen. Spüren Sie einen Unterschied? Und zwar einen, der über mehr Wärme und größere Helligkeit hinausgeht?

Vom Sonnenlicht geht eine besondere Klarheit aus, gepaart mit einer großen Intensität. Das hat damit zu tun, dass unser Stern natürlich eine wesentlich höhere Schwingung aufweist als eine Glühbirne oder Neonröhre. Dementsprechend haben auch die Photonen, die uns auf der Erde von ihr erreichen, eine höhere Schwingung als die Photonen unserer Lampe. Haben Sie diesen Unterschied in unserem kleinen Experiment gespürt, dann haben Sie den Unterschied zwischen sehr hoch schwingendem und heruntertransformiertem, verdichtetem Prana erfahren. Es ist eigentlich ganz einfach. Wir müssen uns nur die Zeit nehmen sowie Offenheit und ein Bewusstsein dafür entwickeln – und schon erhalten wir Zugang zur feinstofflichen Welt, die uns ja täglich und völlig unspektakulär in unserem Alltag umgibt.

Dieser kleine Versuch mag Ihnen verdeutlichen, dass Nahrungspflanzen unter künstlichem Licht zwar auch Energie in Form von Vitaminen, Mineral- und Nährstoffen, ja als lebende Organismen sogar auch Lichtenergie oder Prana enthalten, allerdings auf einer nicht sehr hoch schwingenden Energiestufe. Solche Nahrungsmittel ernähren uns auf unserer materiell-körperlichen Ebene, führen uns aber auf feinstofflicher Ebene kaum Licht, kaum Prana zu, das unseren Lichtkörper nährt.

Pilze

Pilze, die wir rasch als rein pflanzliche Nahrung einstufen, weisen einige Besonderheiten auf.

Pilze betreiben keine eigene Photosynthese – sie enthalten kein Chlorophyll, also keinen grünen Farbstoff –, sondern sie ernähren sich von fremdem organischem Material. Beispielsweise zersetzen sie Lignin, einen Bestandteil verholzter Pflanzen wie Bäume. Zudem weisen sie physiologische Kriterien sowohl von Pflanzen als auch von Tieren auf.[8] Sie werden daher in der biologischen Systematik auch in eine eigenständige Gruppe neben die Pflanzen und die Tiere gestellt.

Auf energetisch-feinstofflicher Ebene liegen Pilze ebenfalls in einem Zwischenbereich. Das, was wir – vor allem aus kulinarischer Sicht – als »Pilz« bezeichnen, also den einen Hut tragenden fleischigen Stiel, ist lediglich der Fruchtkörper. Er dient ausschließlich der Vermehrung durch Sporen und macht nur einen kleinen Teil des gesamten Pilzorganismus aus. Der größte Teil eines Steinpilzes oder einer Rotkappe liegt nämlich als ein mikroskopisch feines Geflecht aus Pilzfäden (Hyphen) für uns unsichtbar in der Erde.[9] Der Pilz ernährt sich über die Hyphen. Diese Lebensweise hat Pilze sehr eng mit der Energie und Schwingung der Erde verwoben. Wir können uns die Erdenergie als eher dumpf und etwas schwerer vorstellen, vielleicht am ehesten vergleichbar mit dem sehr tief schwingenden Ton eines Basses.

Das Prana der Pilze hilft uns mit seiner langsamen, aber reinen Erdschwingung, uns gut zu erden. Vor allem Menschen, die auf ihrem spirituellen Weg dazu neigen, allzu schnell abzuheben, die beispielsweise in ihren Meditationen oder Träumen stets davonfliegen und es schwer haben, sich und ihre Energie zu halten, denen tut die Energie von Pilzen als Nahrungsmittel ausgesprochen gut. Selbstverständlich gilt auch hier: Pilze, die in Kulturen – wie Champignons in vollklimatisierten Räumen auf speziellen Substraten aus Pferdemist, Gips und Wasser – unter künstlichen Bedingungen gezüchtet wurden, mögen zwar schmackhaft sein, tragen aber kaum irdisches und lichtvolles Prana in sich. Pfifferlinge hingegen, deren Zucht – bislang wenigstens – noch nicht gelungen ist, oder bei ausreichender Artenkunde selbstgesammelte Pilze tragen nicht nur Erdkrümel zwischen ihren Lamellen, sondern stellen uns sehr irdisch schwingendes Prana zur Verfügung. Das Pilzprana wirkt unmittelbar auf die basale feinstoffliche Ebene ein.

Tiere

Kleiner persönlicher Einschub

Ich selbst kann heute kein Fleisch mehr essen, weder konventionelles noch sogenanntes Biofleisch (Fleisch, das lebt ...?). Habe ich zuvor noch hin und wieder Fleisch zu mir genommen, ging das mit der Recherche zu meinem letzten Buch über Haustiere als spirituelle Begleiter des Menschen gar nicht mehr. Und ich kann sagen: Mir fehlt nichts. Nach einer Umgewöhnungszeit – der Mensch ist eben auch ein Tier, ein Gewohnheitstier – habe ich in Tofu, Sojafleisch, Seitan und Aufstrichen auf der Basis von Kichererbsen, Kürbis, Tofu, Hefe, Weizen oder Tomaten eine in jeder Hinsicht befriedigende Alternative gefunden.

Mir fehlt tatsächlich nichts: Im Gegenteil habe ich mich noch mehr für die Tiere auf unserem Planeten öffnen können, vor allem für diejenigen, die in menschlicher Obhut leben. Manch wunderbaren Kontakt und manch ergreifende Lebensgeschichte habe ich inzwischen schon von Haustieren geschenkt bekommen, vor allem von Hunden, Katzen und Pferden, aber auch Rindern und Schafen, denen es hier oben auf den schleswig-holsteinischen Wiesen noch vergleichsweise gut geht: viel Schmerz und Erstaunen, und immer wieder Fassungslosigkeit über uns Menschen und immer wieder die mich so tief berührende bedingungslose Liebe für alles, was ist, alles, was lebt, selbst uns Menschen, die ihnen so viel antun.

Ich Stadtkind habe noch niemals in meinem Leben so viele zärtliche Kühe, Ochsen und Kälber gesehen wie hier im Wiesenland. Wie ich es von Pferden kenne, schubbern sich die Rinder mit ihren Körpern aneinander, suchen Körperkontakt, lehnen sich an oder legen ihren großen Kopf zum Wiederkäuen auf den Rücken eines anderen. Die Tiere lecken sich gegenseitig dreckige, juckende Stellen und Wunden, und die stets neugierigen Kälber spielen miteinander.

Besonders eindrücklich ist mir bis heute folgende Situation: Auf meinem Hundegang hörte ich auf der benachbarten Weide ein recht großes Kalb herzzerreißend brüllen. Es schrie sich förmlich die Seele aus dem Leib. Das Kalb selbst war unverletzt und schien körperlich wohlauf. Dann schickte es mir seinen Kummer in Form von Bildern: Ich sah den Viehtransporter, auf den am Morgen die älteren Tiere verfrachtet worden waren. Das Kalb zeigte mir zwei Kühe – es müssen, in unserer Menschensprache, Mutter und Tante gewesen sein. Das spielte keine Rolle. Das Kalb teilte mir seinen unendlichen Schmerz darüber mit, dass ihm seine Liebsten fortgenommen worden waren, von jetzt auf gleich. Sie hatten sich nicht einmal verabschieden können. Ich hatte den Transporter morgens gehört und wusste, was das bedeutete. Das Kalb würde seine Verwandten in diesem Leben nicht mehr wiedersehen. Ich bat es für uns Menschen um Verzeihung. Erst nach Tagen beruhigte es sich – oder hatte keinen Schmerz mehr.

Dies ist noch eine vergleichsweise »harmlose« Geschichte, gemessen an den teils lebenslangen Quälereien, die wir Menschen den schon so entwürdigend bezeichneten »Nutztieren« zumuten.

Natürlich muss jeder für sich selbst entscheiden, was er zu sich nimmt und was nicht. Hier gibt es kein Falsch oder Richtig. Ich finde allerdings, dass sich jeder bewusst machen sollte, was er mit seiner Art, zu leben und auch zu essen, für sich, vor allem aber auch für unseren so endlichen und gleichzeitig so unendlich von uns geschröpften Planeten Erde bewirkt:

Es gibt nichts im Universum, was nicht von allem anderen im Universum beeinflusst wird.

Deshalb möchte ich an dieser Stelle den mir bekannten Zusammenhang zwischen tierischen Nahrungsmitteln und ihrem Prana aufführen. Ich kann und will nicht verhehlen, dass die Darstellung sicherlich von meiner heutigen Einstellung zu Haustieren geprägt ist, die eigentlich als Mitgeschöpfe in unsere Obhut gegeben worden oder gekommen sind. Ich stehe dazu, möchte es Ihnen aber zuvor klar sagen.

Genauso wie bei pflanzlicher Nahrung verhält es sich auch mit tierischen Nahrungsmitteln: Indem wir Fleisch und tierische Produkte wie Hühnereier, Kuh-, Schafs- oder Ziegenmilchprodukte zu uns nehmen, führen wir uns die Energie zu, die die Tiere zuvor aufgenommen haben, beziehungsweise auch die, die sie haben verarbeiten müssen.

Wurden die Tiere in Massenstallungen ohne natürliches Licht und mit industriell hergestelltem Fertigfutter gehalten, hatten unsere Mitgeschöpfe keine Chance, lichtvolle Energie, hochschwingendes Prana aufzunehmen. Auf feinstofflicher Ebene sind die meist physisch gemästeten Tiere daher völlig unterernährt.

Doch unsere sogenannten Nutztiere sind nicht nur energetisch unterversorgt. Besonders in unseren industriellen Massentierhaltungen fügen wir ihnen unsäglich viel Leid zu. Ich möchte an dieser Stelle nicht näher darauf eingehen[10] – wer mit nur halbwegs offenen Ohren und Sinnen lebt, der weiß es ohnehin – und lediglich ein paar Stichworte benennen: enge Boxen mit blanken Spaltenböden, unendliche Langeweile, Isolation, Kannibalismus und Selbstverstümmelung, lebenslange Schmerzen durch Verletzungen in den engen Stallungen oder Transportvehikeln, Hungern und Dursten auf Tiertransportern, Schlachttod schon als Heranwachsende …

Diese Tiere haben nur eine hauchdünne, meist dunkelgraue Aura, gerade so viel, dass sie hier auf der Erde existieren können. Auf Seelenebene haben sie sich zur Verfügung gestellt, um uns wie in einem dunkelgrauen Spiegel unsere Herzlosigkeit, unser fehlendes Mitgefühl aufzuzeigen, uns deutlich zu machen, wie verschlossen unsere Herzen sind, dass wir unsere lebenden Mitgeschöpfe derartig respekt- und gefühllos, so grausam behandeln können.

Und im Gegenteil: Als Lebewesen mit großem Mitgefühl und voll bedingungsloser Liebe selbst für uns Menschen haben viele unserer Rinder, Schweine, Schafe, Ziegen, Gänse, Enten und Hühner sogar noch von ihrem eigenen Lebenslicht etwas abgegeben, um, so gut es ihnen möglich war, Licht auf die Erde zu bringen. Mich beschämt diese tatsächliche Bedingungslosigkeit tierischer Liebe immer wieder. Wir Menschen nehmen und nehmen nur und geben so wenig. Ich meine damit nicht »zurück«, sondern dieses »Einfach so geben, weil es gebraucht wird, weil ich es habe«. Wir können so viel von den Tieren lernen.

Vielen Haustieren, die später als Biofleisch auf dem Teller enden, geht es übrigens nicht viel besser als manch konventionell gehaltenen Tieren. Bio heißt hier häufig, dass den Verbrauchern – vermeintlich – weniger Belastungen zugemutet werden. So verabreicht man den Tieren *uns zuliebe* beispielsweise keine vorbeugenden chemischen Medikamente oder gibt ihnen kein gentechnisch verändertes Futter.

Und so sind beispielsweise pro Bio-Mastschwein gewichtsabhängig eine Stallfläche von 1,1 bis 1,3 Quadratmetern vorgeschrieben, während konventionelle Mastschweine mit 0,65 bis 1 Quadratmeter auskommen müssen. Allerdings sind für die Bioschweine zusätzlich 0,8 bis 1 Quadratmeter Auslauffläche vorgeschrieben; das heißt, sie haben in ihrem kurzen Leben wenigstens hin und wieder die Sonne gesehen und frische Luft atmen können.

Doch selbstverständlich ist Bio nicht gleich Bio. Vor allem kleinere ökologische Landwirtschaftsbetriebe bieten ihren Tieren häufig eine naturnahe Art des Lebens mit Möglichkeiten für ihre natürlichen Sozialkontakte oder zum Scharren und zum Suhlen an.

Doch mir stellt sich seit einiger Zeit die Frage, ob wir tatsächlich ungefragt einem anderen Lebewesen sein Leben nehmen dürfen. Von einem respektvollen Töten eines Tieres sind wir heute ohnehin meilenweit entfernt: davon, dass wir ihm Auge in Auge gegenüberstehen, in vollem Bewusstsein und in Achtung vor dem Wesen, seiner einzigartigen Existenz; davon, dass wir das Tier um Verzeihung bitten dafür, dass wir ihm das Leben nehmen müssen, um selbst Essen und Kleidung zu haben; und davon, dass wir das Ganze womöglich noch mit einem Ritual begleiten, das unseren Respekt vor dem Tier, seinem Eingebundensein in das Ganze der Natur und der durch unser Handeln nun entstandenen Lücke Ausdruck verleiht.

Heute ist das Schlachten in aller Regel – auch bei biologisch gehaltenen Tieren – ein gewaltsamer und zugleich energetischer Übergriff. Und auch diese Energie befindet sich im Bio-Schnitzel, im konventionellen Fleisch ohnehin.

Alle Tiere wissen genau, was mit ihnen geschehen wird, wenn sie zu ihrer letzten Fahrt, womöglich mit dem »Vieh«-Transporter, abgeholt werden, in dem – trotz Reinigung – noch der Todesangstschweiß und -urin aller vorher darin zum Schlachthof transportierten Tiere steht. Zwar haben Tiere keine Angst vor dem eigentlichen Tod, aber für unser »Nutz-vieh« ist dieser Zeitpunkt nicht ein in ihrem Lebensgefüge stimmiger, sondern ein nach rein ökonomischen Gesichts-punkten vom Menschen festgelegter Einschnitt. Und da sie von Menschen auch in aller Regel nicht viel Gutes gewohnt sind, wissen sie überhaupt nicht, welche Art von Tortur nun auf sie zukommt. Sie befinden sich also in großem Stress und sind oft voller Panik. Schauen Sie einmal in die Augen eines Schweins, wenn Sie einem solchen »Vieh«-Transporter be-gegnen sollten: Wissen, Angst und tiefste Fassungslosigkeit spiegeln sich in ihnen wider.

Dass sich diese Angst der Tiere in drastischer Ausschüttung von Stresshormonen wie Andrenalin äußert, ist weithin be-kannt. Doch diese Angst und diese unglaubliche Fassungs-losigkeit setzen sich natürlich auch auf energetisch-feinstoff-licher Ebene fest. Die Aura der Tiere, ihr gesamter feinstoff-licher Körper, vor allem der Äther- und der Emotionalkörper, flirren regelrecht. Dieser ganze Vorgang hat etwas von einer zwangsweisen Entseelung. Viele Tiere halten diesen derart spannungsgeladenen Zustand, der sich durch die große An-zahl ihrer Artgenossen noch potenziert, gar nicht aus und ver-lassen vorzeitig ihren Körper. Sie sterben auf dem Transport-weg vom Stall zum Schlachthof.

Nicht viel anders ergeht es übrigens auch vielen Fischarten, die wie der Lachs, die Forelle oder der Karpfen heute in teils gigantischen Zuchtanlagen gehalten und gemästet werden. Oft sind die Tiere auf so engem Raum »zusammengepfercht«, dass sie ohne große Zufuhr von Medikamenten und Zusatzstoffen, verabreicht über das Wasser, gar nicht heranwachsen würden. Und dass die meisten freien Fanggebiete durch unseren gewaltigen Hunger auf tierisches Protein bereits überfischt sind, ist inzwischen auch jedem bekannt, der es wissen will.

Die meisten Garnelen oder Shrimps – diese wirbellosen Tiere haben übrigens auch Augen und sind lebendige Geschöpfe – stammen heute ebenfalls aus industriellen Massenzuchten, meist an asiatischen oder lateinamerikanischen Küsten. Die hier in sehr hoher Dichte gemästeten Krebstiere sind sehr krankheitsanfällig. Sie werden wie die Zuchtfische über das Wasser Substanzen wie Antibiotika, Düngemitteln, Hormonen und sogar Desinfektionsmitteln und Pestiziden ausgesetzt. Hinzu kommt, dass für das Anlegen solcher Aquakulturen unzählige Mangrovenwälder vernichtet worden sind und regional immer noch werden. Ein Viertel von ihnen soll durch die Shrimps-Farmen bereits verloren sein. Hinzu kommt, dass ein Zuchtshrimp für seine eigene Ernährung das Drei- bis Vierfache seines Körpergewichts an Fischmehl braucht – was wieder zur Überfischung unserer Meere beiträgt. Shrimps oder Garnelen sind folglich ein sehr kostspieliges Nahrungsmittel – als »Delikatesse« kann man dieses meist stark belastete und energetisch völlig ausgepumpte Krebsfleisch wohl kaum noch bezeichnen.

Und wenn wir Fleisch von Tieren essen, welcher Art auch immer, nehmen wir all das zu uns: Stresshormone, von denen wir bei unserer hektisch allem Möglichen hinterherjagenden Lebensweise in aller Regel schon genug in uns selbst produzieren, und darüber hinaus nicht nur keine, sondern instabil flirrende Prana-Energie. Die große Unruhe, die sich durch das Energiefeld von Fleisch auf unser Energiefeld überträgt, macht uns selbst auf augenscheinlich unerklärliche Weise nun unruhig. Die feinstoffliche Energie der Tiere, die sie in ihrem gesamten Leben aufgebaut beziehungsweise angesammelt haben, nehmen wir über ihr Fleisch in unsere Aura auf, zu einem etwas geringeren Teil auch über die beispielsweise aus ihrer Milch oder ihren Eiern hergestellten Produkte.

Das Essen vor allem von konventionellem Fleisch und tierischen Produkten treibt unsere Hektik, unseren inneren Stress weiter an. Fleisch von sehr schlecht behandelten Tieren kann sogar unsere Aura destabilisieren. Die flirrende Panikenergie, die wir mit dem Fleischverzehr zu uns genommen haben, kann regelrecht Löcher in unsere Aura schlagen, und wir verlieren Energie, ohne dafür einen äußeren Anlass zu sehen oder zu verstehen.

Sicher gibt es gravierende Unterschiede zwischen konventionell in Massenställen gehaltenen Tieren und denen, die auf einem ökologischen Bauernhof gelebt haben. Wenn jemand nicht auf Fleisch verzichten kann oder möchte, dann sollte er jedenfalls auf Biofleisch zurückgreifen. Vielfach können wir zurückverfolgen, woher das Biofleisch und die anderen tierischen Produkte wie biologische Eier, Milch oder Käse stammen, um uns über die Haltungs- und Lebensbedingungen der Tiere zu informieren. Auch an solchen Stellen tragen wir – hier als Verbraucher – die Verantwortung für unser Tun.

Was ist lichtvolle Nahrung?

In diesem Buch sind als lichtvolle Nahrung solche Lebensmittel gemeint, die die Schwingung und das Licht von Prana in möglichst reiner Form aufgenommen, verstoffwechselt und gespeichert haben.

Damit ist nicht die Lichtnahrung im Sinne eines Lebens ohne feste Nahrung gemeint, wie es manche Yogis[11] bis heute oder auch Jasmuheen[12] und andere in unserer Zeit praktizieren.

So naturbelassen wie möglich

Grundsätzlich gilt, dass Nahrungsmittel umso energie- und lichtvoller sind, je frischer und naturbelassener sie sind. Je mehr wir ein Nahrungsmittel verändern, desto größer ist logischerweise auch die Wahrscheinlichkeit, dass wir es verdichten, seine Eigenschwingung herunterdimmen oder gar das in ihm enthaltene Licht verlieren.

Ein frischer Salat vom Markt, der nur Stunden oder einen Tag zuvor vom Feld in der Region gepflückt wurde, ist nicht nur frischer als der aus Spanien angelieferte oder gar die gewaschenen und kleingeschnipselten Stückchen, abgepackt in der Plastiktüte. Er hat auch mehr Prana. Machen Sie einmal selbst den Versuch, den Lichtgehalt dieser verschiedenen Kandidaten zu erfassen (siehe das Kapitel »Meditative Übung: Das Licht der Nahrung« gegen Ende dieses Buches).

Auf der materiellen Ebene sind beispielsweise beim geschnittenen Fertigsalat durch Oxidationsvorgänge mit der Umgebungsluft bereits viele Inhaltsstoffe wie Vitamine oder Enzyme verändert oder durch das Waschen im großen Maßstab herausgelöst worden. Die vergrößerte Oberfläche durch die vielen Schnittstellen hat dafür die optimale Angriffsfläche geliefert. Zudem besteht die Gefahr, dass man bei ungenügender Durchsicht der Salatschnipsel Schimmelstellen übersieht. Der eingeführte Salatkopf aus Spanien hat bestenfalls einige Tage in vollklimatisierter Kühlung hinter sich. Auf jeden Fall jedoch wurde reichlich fossiler Brennstoff in Form von Erdölderivaten zu Kohlendioxid verbrannt, um ihn über mehr als 1000 Kilometer in unser Gemüseregal zu bringen.

Daher gilt: Kaufen Sie Ihre Nahrungsmittel möglichst saisongerecht ein – vor allem Ihr Gemüse und Ihr Obst. Freilandsalate sind darüber hinaus meist weniger mit Schadstoffen belastet als Ware aus dem Treibhaus, sie stehen allerdings nur in bestimmten Zeiten des Jahres zur Verfügung. Und von den angebotenen Freilandsalaten ist natürlich wiederum der Bio-Salat am besten, denn der Einsatz von Mineraldünger und herkömmlichen Pflanzenschutzmitteln ist in der biologischen Landwirtschaft verboten.

Auch ein frischgebackenes Brot wird stets lichtvoller als ein zur Haltbarmachung unter Schutzatmosphäre[13] abgepacktes

Aufbackbrötchen sein – selbst wenn Letzteres Bioware ist. Sofern wir das Brot zunächst einfrieren, um es nach einigen Wochen zu verspeisen, ist sein Energie- und Lichtstatus allerdings auch etwas abgesunken. Brot aus kontrolliert biologischem Getreide möglichst mit Demeter- oder Bioland-Qualität schneidet hinsichtlich seines feinstofflichen Energiegehalts in der Regel am besten ab, zumal es auf physisch-materieller Ebene die wenigsten Belastungsmomente in Form von Schad- und Zusatzstoffen mitbringt.

So können wir bei fast allen Nahrungsmitteln Ranglisten erstellen, die zeigen, welche von ihnen durch möglichst naturbelassene Herstellung viel Prana enthalten und welche kaum Gelegenheit hatten, Prana aufzunehmen. Die Weiterverarbeitung von Obst, Gemüse, Getreide oder Wasser entscheidet zudem darüber, wie viel sie von diesem Prana halten können. Und zuletzt ist auch noch die Zubereitungsform entscheidend.

Nehmen wir beispielsweise eines unserer Grundnahrungsmittel, die Kartoffel. Wir können den Erdapfel in unterschiedlichsten Variationen zu uns nehmen: als Salz- oder Pellkartoffel, gebraten oder roh gebraten, als Backkartoffel, als frisches Püree oder eines aus der Tüte, als Kartoffelpuffer, Krokette, Rösti oder Kloß, ebenfalls frisch oder aus der Tüte oder dem Tiefkühlregal, als Pommes frites, Wedges oder als Chips. Den Zubereitungsmöglichkeiten dieser unterirdischen Knollen eines Nachtschattengewächses sind kaum Grenzen gesetzt.

Wenn wir nun eine Rangliste nach dem hochschwingenden Energie- und Lichtgehalt der Kartoffelgerichte erstellen, schneiden frische Demeter- oder Bioland-Kartoffeln aus der Region und alle aus ihnen frisch zubereiteten Gerichte am besten ab. Am Ende stehen die energetisch ausgelaugten Pommes, Chips und Tütenprodukte, aber auch die vielfach in Großküchen und Restaurants verwendeten vorgeschälten, vorgeschnittenen und vorgegarten Kartoffeln, in aller Regel aus konventionellem Anbau. Dazwischen rangieren die frischen, herkömmlich angebauten Kartoffeln und ihre frisch hergestellten Kartoffelgerichte, nach unten hin gefolgt von Tiefkühlprodukten, auch wenn sie aus Bio-Rohstoffen hergestellt wurden.

Eine ähnliche Rangliste mit ansteigendem Energie- und Lichtgehalt können wir für die Vielfalt unserer Süßungsmittel aufstellen: Süßstoff, weißer Zucker, konventioneller Mischhonig, konventioneller Rohrzucker, biologischer Vollrohrzucker[14], Imker- oder Biohonig und zu guter Letzt Pflanzensirup[15] wie Ahornsirup, Rübenkraut, Birnen-, Apfel- und Agavendicksaft.

Schauen und vergleichen Sie selbst mit Hilfe der bereits erwähnten meditativen Übung gegen Ende des Buches, welchen Licht- und Energiegehalt die Nahrungsmittel unterschiedlicher Quelle nach verschiedenen Auf- und Zubereitungsmethoden haben. Je mehr Sie sich allmählich für Ihre Nahrung sensibilisieren, umso besser können Sie sich energetisch versorgen, und zwar Ihren feinstofflichen wie auch Ihren physischen Körper.

Sich Zeit nehmen

Wer es nicht ohnehin schon wusste, dem wird spätestens an dieser Stelle deutlich: Gesundes, uns mit lichtvoller Energie versorgendes Essen nimmt ein wenig Zeit in Anspruch. Sicher kann nicht jeder jeden Tag kochen oder sein Brot selbst backen. Aber wir sollten uns deutlich machen, dass es zur dauerhaften Stärkung unseres stofflichen und unseres feinstofflichen Körpers nicht ausreicht, einfach nur schnell etwas zu uns zu nehmen. Salopp gesagt, können wir gar nicht dagegen »anmeditieren«, wenn wir uns nicht ausreichend oder gar schlecht ernähren. Unser Körper ist mitsamt seinen materiellen und energetischen Ebenen unser Vehikel für dieses Erdendasein. Er ist das Gefäß für unsere Seele, die hier »ihren Job« erledigen muss, wofür sie sich auf anderer Ebene entschieden hat. Und wir allein tragen die Verantwortung für seinen Zustand – wenn auch nicht nur aus dem jetzigen Leben heraus.

Daher sollten wir uns überlegen und entscheiden, wofür wir unsere Lebenszeit nutzen. Wir brauchen nicht nur täglich unsere Kalorien, Vitamine und Mineralstoffe, um unseren körperlichen, unseren grobstofflichen Motor in Gang zu halten. Für unser Vorangehen auf unserem spirituellen Weg brauchen wir ebenfalls jeden Tag Energie. Je mehr wir unsere kosmische Anbindung stärken, je mehr wir unseren Licht- oder Prana-Kanal öffnen, je mehr wir angesichts unserer lichtvollen geistigen Führung vertrauen, je mehr wir unsere energetische (und auch weltliche) Verantwortung als Teil dieses Universums übernehmen, desto mehr Licht ist in uns. Und wenn wir uns in diesem Sinne spirituell weiterentwickeln, brauchen wir auch immer mehr Licht, das wir – wie beschrieben – über die verschiedenen Eingänge des Pranas zu uns nehmen. Wir werden allmählich immer sensibler für Lichtvolles und Lichtleeres – auch für Licht und Schatten. Wir wenden immer mehr Zeit und Energie dafür auf, das Licht in uns hineinzulassen, damit es sich in uns ausbreiten kann, und diesen energetisch immer höher schwingenden Zustand zu halten. Verlieren wir durch unsere eigene Lebensweise Licht, spüren wir dies immer rascher. Verlieren wir nach einem Wutausbruch unsere innere Klarheit und unsere innere Freude und Gelassenheit, spüren wir dies immer schneller. Ebenso verhält es sich mit der Nahrung, die wir zu uns nehmen. Immer deutlicher spüren wir, was uns guttut und was uns unsere Kraft und Klarheit nimmt.

Für unser persönliches Wohlergehen und für die Erfüllung unserer Aufgaben sollten wir uns die Zeit nehmen, die die Versorgung unseres physischen und unseres feinstofflichen Körpers nun einmal in Anspruch nimmt. Am besten ist es natürlich, für sich selbst zu kochen oder – wer das Glück hat – sich bekochen zu lassen.

In mehr oder weniger teuren Restaurants essen zu gehen garantiert bei weitem keine lichtvolle und auf allen Ebenen Energie spendende Ernährung. So oder so müssen wir uns mit Nahrungsmitteln beschäftigen, wenn wir uns tatsächlich gut ernähren wollen. Wenn wir aus Zeitgründen vorzugsweise auswärts essen gehen, müssen wir uns für Küchen entscheiden, die ihre Speisen unter Verwendung Prana enthaltender Zutaten schonend zubereiten. Hier ist nicht alles, was auf den

ersten Blick frisch und schmackhaft aussieht, noch als feinstofflicher Energiespender tauglich. Sehen Sie über die teils
raffinierten Arrangements hinweg und versuchen Sie, die tatsächliche energetische Ausstrahlung der verschiedenen Gerichte zu erfassen. Hierbei kann Ihnen wiederum die gegen
Ende des Buches beschriebene meditative Übung behilflich
sein, ebenso wie die anderen dort genannten Entscheidungs-
hilfen zur Selbstwahrnehmung.

Kurze Wege: Vorzugsweise aus der Region

Ganzheitliche Ernährung bedeutet auch, sich vor allem mit
Nahrungsmitteln aus der eigenen Region zu ernähren, um
lange Transportwege mit der damit einhergehenden Verschmutzung und Belastung der Erde und ihrer Atmosphäre
zu vermeiden. Denn es ist schon sehr widersinnig, wenn jemand zunächst Energiearbeit und Heilrituale für die Erde
macht, um anschließend sein Ratatouille mit Bio-Zwiebeln
zuzubereiten, eingeflogen aus Chile, oder ein Vollkornbrot
mit biologischem Lotosblütenhonig aus Indien zu sich zu
nehmen. Es ist also schon beim Einkauf Bewusstsein erforderlich. Man muss sich schlau machen und sich darum
kümmern.

Auch an dieser Stelle bestimmen wir als Verbraucher die
Richtung der Nahrungsmittelhersteller. Mein Bioladen bevorzugt explizit Waren aus der Region. Trotzdem hat er beispielsweise vier Sorten Biomilch im Kühlregal stehen. Zwei sind aus
der Region, die dritte ist eine allseits bekannte und vertretene
Renommiermarke, und die vierte ist besonders lange haltbar.

Die letzten beiden, extra mit Kühllastwagen aus Süddeutschland ins norddeutsche Milchland gefahrene Tüten, stehen hier nur, weil Kunden danach gefragt haben. Das Ganze ist nicht nur höchst überflüssig – allein schon, weil die regionale Biomilch köstlich schmeckt –, sondern es geschieht zudem »auf dem Rücken« unserer bereits so geschundenen Erde. Dies ist nur ein kleines Beispiel dafür, wie viele Lastwagen aufgrund der Unachtsamkeit von uns Verbrauchern über unsere Straßen brettern und wie viele Flugzeuge ihre Kondensstreifen in den Himmel malen. Hinzu kommen noch die auf politischer Ebene entschiedenen Subventionen für Nahrungsmittel, die zu teils absurden Verfahren und Wegen führen. Doch das ist ein anderes, weites Feld und nicht das eigentliche Thema dieses Buches ...

Vor allem Nahrungsmittel, die in unserer Region hergestellt werden, sollten unsere erste Wahl sein. Und zwar auch dann, wenn wir sie aus klimatischen Gründen nicht das ganze Jahr über essen können.

Nun möchten wir in der kalten Jahreszeit nicht nur Kohl und Kartoffeln auf dem Teller haben – wobei diese Vorstellung auch mehr Klischee ist, als es der Wahrheit entspricht. Denn wenn sie gut gelagert sind, gibt es als typische deutsche Wintergemüse beispielsweise auch Rote Bete, Möhren, Porree, Pastinaken, Petersilienwurzel, Kürbis, Steckrüben, Sellerie, Schwarzwurzeln, Chicorée und Topinambur sowie Feld-, Endiviensalat und Postelein oder Portulak. Ganz in Vergessenheit geraten sind solch alte Gemüsesorten wie Haferwurzel, Knollenziest, Kerbelrübe, Schwarzer Rettich oder

Zuckerwurzel. Vielleicht erhalten diese teilweise auch wegen ihres Inulingehalts speziell für Diabetiker interessanten Gemüse noch einmal eine Chance, auf unserem Tisch zu landen.

Zubereitungsarten

Wenn ich nun meine Nahrungsmittel ausgewählt habe, bleibt die Frage, wie ich sie für meinen Körper so schonend und so verwertbar wie möglich zubereiten kann. So schonend wie möglich, um das enthaltene Prana, das Licht und die Schwingungsenergie weitestgehend zu erhalten. Und so verwertbar wie möglich, um das Geschenk von Licht und Energie auch tatsächlich für unseren feinstofflichen Körper aufschließen und verwerten zu können.

Da der Mensch aus Zeit- und Bequemlichkeitsgründen manch seltsame Methode entwickelt hat, mit Nahrungsmitteln umzugehen, möchte ich an dieser Stelle neben den unterschiedlichen Zubereitungsarten auch auf die Möglichkeiten ihrer Lagerung beziehungsweise Konservierung eingehen. Denn über ein halbes Jahr lang zwischen Pappdeckeln bei minus 18 Grad aufbewahrt, kann selbst das gesündeste und energiereichste Lebensmittel nicht seine Eigenschwingung und das Licht halten.

Am besten roh?
Nun könnte man zu dem Schluss kommen, dass wir energiereiche Nahrungsmittel am wenigsten verfälschen, wenn wir sie in ihrem natürlichen Zustand, sozusagen gottgeschaffen,

zu uns nehmen. Selbstverständlich liegen der Apfel, der Salatkopf, die Weizenähre und die Kartoffel roh in ihrem energiereichsten, ihrem höchstschwingenden und lichtreinsten Zustand vor uns auf dem Küchentisch. Aber schon wenn wir an die Kartoffel und die Weizenkörner denken, wird uns rasch klar, dass wir nicht alle Früchte, die die Natur uns schenkt, naturbelassen zu uns nehmen können. Rohe Kartoffeln und Weizenkörner könnten wir nicht nur kaum verdauen, sondern sie würden uns starke Bauchschmerzen und höchstwahrscheinlich Darmkrämpfe einbringen. Daher haben wir schon vor Jahrtausenden gelernt, diese ungenießbaren Bestandteile der Natur durch Kochen oder Grillen essbar zu machen. Erst im gegarten Zustand können wir viele Nahrungsmittel verdauen, das heißt ihre Bestandteile aufschließen und zur Ernährung unseres Körpers nutzen – dies gilt sowohl auf der stofflich-physischen als auch auf der feinstofflich-energetischen Ebene.

Hinzu kommt unsere individuelle Konstitution. Ich kann mein morgendliches energiereiches Müsli als Frischkornbrei mit rohem, gequollenem Getreideschrot oder mit rohen, gepressten Getreideflocken zubereiten, oder ich koche die Getreideart meiner Wahl als Basis für mein Frühstück. Die Möglichkeiten, diese unterschiedlichen Zubereitungsarten aufzuschließen und zu verwerten, sind je nach Grundkonstitution eines Menschen unterschiedlich. Manchmal äußert sich unsere Disposition unmittelbar in einer Unverträglichkeit des entsprechenden Nahrungsmittels: Wir bekommen nach seinem Verzehr vielleicht starke Blähungen, schlimmstenfalls

Darmkrämpfe, als Anzeichen für eine mangelhafte Verdauung oder Sodbrennen als Hinweis auf eine Überlastung des Magens. Die Signale können auch feiner sein, etwa ein mehr oder weniger starker Energieabfall nach dem Essen. Ursache für die verschiedenen Reaktionen auf bestimmte Nahrungsmittel ist die individuell sehr unterschiedliche energetische Situation in unseren verschiedenen Energiesystemen. Wenn ich beispielsweise ein schwaches Energiesystem Milz entsprechend der Traditionellen Chinesischen Medizin oder ein schwaches ayurvedisches Kapha-Dosha habe, fällt es meinem Körper sehr schwer, rohe Nahrungsmittel zu verarbeiten. Die alten Chinesen sagten, dass roh zugeführte Nahrungsmittel im Körper gegart werden müssen. Habe ich aber konstitutionell zu wenig Energie in dem dafür zuständigen Energiesystem (eben dem Milz-Magen-Komplex), kann mein Körper den Rohkostsalat und den Frischkornbrei nicht so aufbereiten, dass er diese Speisen optimal verwertet. Das merken wir an den soeben beschriebenen Symptomen der Unverträglichkeit. Gut durchgegarte Speisen werden Menschen mit solchen Konstitutionen hingegen sehr wohl bekommen und sie ausreichend nähren.

Es liegt auf der Hand, dass wir erst dann die feinstofflichen Qualitäten unserer Nahrung nutzen können, wenn diese ja stets verdichtete Form nährender Mittel oder Nahrungsmittel auf der verdichteten Ebene unseres Körpers verwertet werden kann. Anders gesagt, werde ich auch die hochschwingende Energie und den Lichtgehalt eines Getreides oder Pilzes nicht nutzen, wenn mein stoffliches Verdauungssystem die Materie des Energieträgers nicht aufschließen kann. Deshalb ist für eine lichtvolle Nahrungszusammenstellung die Berücksichtigung der individuellen Konstitution so wichtig. Anderen Menschen werden sowohl der Frischkornbrei als auch der Möhren-Rote-Bete-Rohkostsalat hervorragend bekommen. Wahrscheinlich sind sie eher ayurvedische Pitta- oder chinesische Leber- oder Herz-Typen.

Kochen, dünsten, braten

Soll ich meinen Blumenkohl wie die Asiaten kurz und kräftig im Wok zubereiten, also in hocherhitztem Öl braten, soll ich ihn in etwas Butter oder Öl dünsten oder am besten nur in Wasser mit etwas Salz kochen? Gibt es eine Garmethode, die für mich die feinstofflichen Energien meiner Nahrungsmittel am besten aufschließt, damit sie mir optimal zugutekommen können?

Für die energetische Ebene gilt hier bei den klassischen Garmethoden das Gleiche wie in materieller Hinsicht. Sowohl physische als auch energetische Inhaltsstoffe bleiben optimal enthalten, wenn ich so kurz wie möglich gare. Man kann sich leicht vorstellen, dass in zerkochtem Gemüse die Strukturen fehlen, die die Biophotonen halten.

Ich liebe die asiatische Küche, daher werde ich immer subjektiv eine Lanze für das Garen im Wok brechen. Im Deutschen wird diese typisch chinesische Garmethode auch als »Pfannenrühren« bezeichnet. Schnelligkeit und gute Vorbereitung sind hier gefragt.

Die beste Form für einen Wok ist seine ursprüngliche Halbkugelform, idealerweise eine Rundpfanne aus dünnem Eisen oder Stahl, die sich schnell und gleichmäßig aufheizt. Dieser Wok kühlt rasch ab, wenn er von der Feuerstelle genommen wird, sodass die Speisen auf den Punkt gegart werden können und nicht zerkochen. In einem solchen original chinesischen Wok können wir allerdings nur kochen, wenn wir über eine Gasflamme einen passenden Metallring legen. Ein Kompromiss sind Woks mit abgeflachtem Boden, passend für Elektro- oder Gasherde. Da durch den Flachboden viel Volumen verloren geht, sollte der Wok wenigstens 30 Zentimeter Durchmesser haben, damit er auch für große Mengen ausreicht. Man kann nämlich ohne Weiteres kleine Mengen in einem großen Wok, aber kaum große Mengen in einem kleinen kochen. Damit er wie das Original schnell und gleichmäßig aufheizt, empfiehlt sich als Material Eisen, Gusseisen – das allerdings einiges an Gewicht mitbringt –, Edelstahl oder Stahl-Email. Ein hochgewölber Deckel wird zum Schmoren, Dämpfen und Warmhalten der Speisen benötigt.

Zunächst wird der trockene Wok stark erhitzt, und dann gibt man erst einmal eine kleine Menge Öl hinein. Unter ständigem Herumwirbeln werden nun die Zutaten bei starker Hitze zügig gegart. Traditionell hält man dabei mit der linken Hand den Wok in Bewegung und rührt die Speisen gleichzeitig mit einer großen chinesischen Kochkelle um. Die ständige Bewegung der Zutaten hat den Effekt, dass sie im Wechsel mit dem sehr heißen Wok-Boden und den mäßiger warmen Seitenwänden in Kontakt kommen. Dadurch brennen sie trotz der großen Hitze nicht an und garen nicht nur schnell, sondern auch gleichmäßig. Beim gesamten Pfannenrühren muss der Wok ausreichend heiß sein, damit die Oberflächen der

Zutaten möglichst schnell verschlossen werden und kein Zellsaft entweichen kann. So bleiben sie saftig und knackig und behalten ihren charakteristischen Geschmack.

Da man während des ohnehin kurzen Garvorgangs vollkommen mit dem Umrühren und leichten Schütteln des Woks beschäftigt ist, hat man keine Zeit, nun noch etwas zu zerkleinern oder herbeizuholen. Daher müssen vor Kochbeginn die verwendeten Lebensmittel in schnell durchgarende dünne Streifen oder dünne Scheiben geschnitten sein. Alle Scheiben sollten möglichst die gleiche Stärke und Größe haben. Besonders hübsch sehen schräge Scheiben aus. Würzende Zutaten wie Ingwer oder Knoblauch werden meist in hauchfeine Scheiben geschnitten. Die Gewürze sollten griffbereit sein, ebenso wie die bereits abgemessenen Flüssigkeiten. Beilagen wie Reis oder Nudeln sollten schon zubereitet sein. Die durchschnittliche Garzeit für ein Gericht beträgt nun nur noch wenige Minuten. Mit der Mikrowelle dauert es gewöhnlich länger ...

Darüber hinaus dürfen wir aber nicht vergessen, dass wir uns in diesem Buch in erster Linie mit der feinstofflichen Qualität von Nahrungsmitteln beschäftigen. Die in den Lebensmitteln enthaltenen Schwingungsenergien, ihr auf feinstofflicher Ebene gespeichertes lichtvolles Prana, bleiben sowohl im kurz überbrühten Spinat wie auch in der sämig gekochten Linsensuppe erhalten.

Mikrowelle

Wer seine »Pasta Pomodoro« zum Erhitzen in ein Mikrowellengerät stellt, setzt das Essen elektromagnetischen Schwingungen aus. Speziell die Wassermoleküle in seinen Nudeln und seiner Tomatensoße werden durch die zugeführten Mikrowellen in Schwingungen versetzt,[16] was wir nach einiger Zeit als Wärme wahrnehmen. Das Nudelgericht ist dann aufgewärmt. Mikrowellen sind der Bereich von einem Millimeter bis zu einem Meter Wellenlänge aus dem Spektrum der elektromagnetischen Wellen, zu denen auch das sichtbare Licht mit 400 bis 750 Nanometern Wellenlänge gehört. Im Mikrowellenherd werden Wellenlängen von gut 8 Zentimeter Länge eingesetzt.

Zumindest alle Wassermoleküle in den Nahrungsmitteln, die wir in eine Mikrowelle stellen, werden kräftigst durchgeschüttelt, also permanent um eine Achse hin und her gedreht. Was für eine brachiale Maßnahme dies ist, wird deutlich, wenn man sich vor Augen führt, dass durch diese Prozedur sehr viel Energie verloren geht – und zwar in Form von Wärme.

Dass da kaum energiereiche Biophotonen oder feinstoffliches Prana in den ja ohnehin bereits wenigstens einmal durchgekochten Nudeln und Tomaten verbleiben, kann man sich gut vorstellen. Vielleicht können ja sogar sehr feinsinnig-hellsichtige Menschen sehen, wie das Licht in einer Mikrowelle aus der Nahrung katapultiert wird.

Damit wird deutlich, dass der feinstoffliche Energiegehalt von in der Mikrowelle aufgewärmter Nahrung gleich null ist.

Mit derart erwärmter Nahrung – und dann womöglich noch Fertigprodukten aus der Tiefkühltruhe – tue ich mir nichts Gutes: Ich führe mir keinerlei feinstoffliche Energie zu und verbrauche stattdessen nur Energie für die Aufspaltung, Verdauung und Ausscheidung der extrem durcheinandergewirbelten Nahrungsmaterie.

In mehr als 95 Prozent der amerikanischen Haushalte stehen Mikrowellengeräte, auch bei uns sind sie längst etabliert, da wir uns immer weniger Zeit für unsere eigentliche Grundversorgung nehmen. Und worüber viele Menschen, die sich zu Hause vielleicht energievoll ernähren, gar keine Gedanken machen: Aus Kosten- und Zeitersparnisgründen arbeiten auch sehr viele Gastronomiebetriebe mit Mikrowellen.

Einfrieren
Beim Einfrieren wird das Nahrungsmittel auf wenigstens minus 18 Grad heruntergekühlt. Das heißt nichts anderes, als dass alle Vorgänge in der Pizza oder dem blanchierten Gemüse enorm verlangsamt werden. Die sehr tiefen, also energiearmen Temperaturen verzögern den natürlichen Alterungsprozess des Nahrungsmittels. Da jedoch auch in einer Tiefkühltruhe die Zeit nicht angehalten werden kann, ist selbst diese Form der Konservierung begrenzt. Dementsprechend macht Tiefkühlen die Nahrung auch nicht keimfrei. Nur industrielle Tiefkühlprozeduren gehen manchmal mit ihren Temperaturen so weit herunter (weniger als minus 40 Grad), dass eventuell vorhandene Krankheitserreger oder Mikroorganismen abgetötet werden.

Auch das Licht, das in energiereichen Nahrungsmitteln gespeichert ist, kann dort nicht grenzenlos gehalten werden.
Selbst wenn die Zeit langsamer vergeht, sie geht voran. Und
mit ihr die Ausschwingungen der beispielsweise in der DNA
enthaltenen Biophotonen.

Die Aura selbst von einst leuchtenden Nahrungsmitteln ist
nach dem Einfrieren deutlich blasser. Im Laufe der Zeit nimmt
ihr Licht drastisch ab. Dies hat nichts mit einem Verlust an
Vitaminen, Enzymen oder Mineralstoffen zu tun. Dieser
Energieverlust findet nur auf der feinstofflichen Ebene statt.
Das erklärt vielleicht auch, dass der Energieabfall in den ersten Tagen und Wochen des Einfrierens am stärksten ist.

Warum das so ist, weiß ich nicht. Ich kann nur vermuten,
dass durch die Abkühlung die Eigenschwingungen der Zell-
komponenten so drastisch vermindert werden, dass das
Fließgleichgewicht der Biophotonen in der DNA annähernd
aufgelöst und die Lichtenergie freigesetzt und abgegeben
wird.

Das Lebenselixier: Unser Trinkwasser

Etwa 70 Prozent der Erdoberfläche sind mit Wasser bedeckt. Wasser ist eine elementare Komponente für alles Leben und unverzichtbar für alle Lebewesen. Ihm kommen folgende essenzielle Bedeutungen zu:

Wasser ist Lösungsmittel. Es löst beispielsweise die Nährstoffe im Boden, um sie den Pflanzen über ihre Wurzeln zugänglich zu machen.

Wasser ist Bestandteil der Organismen. Der durchschnittliche erwachsene Menschenkörper besteht zu über 65 Prozent aus Wasser.

Wasser ist auf zellulärer Ebene unabdingbar als Lösungs-, Transport- und Quellungsmittel. Es ermöglicht überhaupt erst die zahlreichen biochemischen Zellreaktionen, allen voran die Photosynthese, die die Lebensgrundlage auf der Erde schafft.

Wasser ist ein perfektes Transportmittel innerhalb unseres Körpers. Mit dem Wasser im Blut werden vom Darm die Nährstoffe und von den Lungen der Sauerstoff zu den Zellen transportiert. Stoffwechselschlacken und Kohlendioxid werden zur Entschlackung und zur Entgiftung des Körpers mit dem Wasser in Lymphe und Blut zu den Ausscheidungsorganen Nieren, Lungen und Haut geschwemmt. In Form von Urin, Atem und Schweiß verlassen sie den Körper. Dabei fließen täglich über 6000 Liter Blut durch all unsere Organe. Allein bis zu 1800 Liter durchspülen jeden Tag die Nieren.

Und Wasser ist Nahrungsmittel. Der tägliche Wasserumsatz eines erwachsenen Menschen beläuft sich auf etwa 2,5 Liter: Wir trinken etwa 1,2 Liter, und mit dem Wassergehalt der Nahrungsmittel nehmen wir durchschnittlich einen weiteren Liter auf. Als Oxidationsprodukt des Stoffwechsels entstehen noch einmal rund 0,3 Liter im menschlichen Körper. Als Urin scheiden wir davon etwa 1,5 Liter wieder aus und mit dem Stuhl weitere 0,1 Liter; rund 0,6 Liter Wasser schwitzen wir am Tag aus, und 0,3 Liter verlieren wir täglich mit unserer befeuchteten Atemluft.

Wasser als Lösungsmittel

Wenn wir die Qualitäten des Wassers zunächst einmal unter chemischen Gesichtspunkten betrachten, fällt seine Eigenschaft als Lösungsmittel ins Auge. Jeden Tag nutzen wir diesen Effekt, etwa beim Salzen der Suppe: Die zuvor harten Kristalle des Salzes oder Natriumchlorids (NaCl) lösen sich auf, wenn wir einen Löffel davon ins Wasser geben. Das Wasser hat es geschafft, die Kristallstruktur des Salzes in seine winzigen Einzelbausteine zu zerlegen, sodass sie vollständig darin verschwinden.

Wenn wir nicht das feine Kochsalz, sondern einen Block Steinsalz betrachten, können wir sofort erkennen, wie hart, kompakt und stabil die Kristallstruktur ist. In stundenlanger Arbeit könnten wir zwar das Salz in einem Mörser zerreiben, aber wir würden nicht eine annähernd so feine Verteilung der

Teilchen zustande bringen wie das Wasser, in dem eine vollständige (Auf)lösung stattfindet. Und wollten wir den Salzkristall schmelzen, also seine Kristallstruktur durch Hitze zerstören, müssten wir ihn auf etwa 800 Grad erhitzen, bis er flüssig wird. Schon daran können wir erkennen, welche enormen Kräfte und Energien das Wasser hat.

Von Ladungsbananen und Wassernetzen

Ein einzelnes Wassermolekül kann man sich zur Anschauung vereinfacht als eine stark gebogene Banane vorstellen. Die beiden Enden bestehen aus jeweils einem Wasserstoffatom (chemisches Zeichen: H) und sind stark positiv geladen. Das Mittelstück bildet ein Sauerstoffatom (O) mit einer stark negativen Ladung.[17] Insgesamt betrachtet, ist das Wassermolekül zwar neutral, aber durch die ungleiche Ladungsverteilung verfügt Wasser über ganz besondere Eigenschaften. Dieses partiell geladene Wassermolekül (H_2O) ist das elektrische Gegenstück zu einem Magneten: Wie bei einem Magneten ziehen sich die entgegengesetzten Enden von Wassermolekülen an. Mit vielen anderen kleinen bananenförmigen Wassermolekülen findet es sich zu kurzlebigen Gebilden zusammen. Das flüssige Wasser ist also gewissermaßen etwas »klebrig«.

Diese physikalischen Klebkräfte sind so stark, dass beispielsweise ein Wasserläufer (ein Insekt) über einen Tümpel laufen kann, ohne einzusinken. Das funktioniert, weil die Anziehungskräfte der Wassermoleküle so groß sind, dass sie an der Oberfläche – dort ist es für uns sichtbar – wie ein weiches, tragendes Netz aneinanderkleben. Über dieses Netz (Fachbegriff: Oberflächenspannung des Wassers) kann sich das relativ leichte Insekt ganz selbstverständlich fortbewegen.[18]

Wasser als Informationsspeicher

Auch weiter im Inneren eines Wasserkörpers wirken selbstverständlich die Anziehungskräfte der einzelnen Wassermoleküle aufeinander. Solche Wasserstoffbrücken[19] tragen hier unter anderem dazu bei, dass sich sogenannte Cluster bilden, Päckchen von Wassermolekülen, die dichter zusammensitzen. Wahrscheinlich handelt es sich dabei sogar nicht nur um unsortierte Molekülpakete, sondern um ringförmige Anordnungen aus drei bis etwa fünf Wassermolekülen. Möglicherweise liegt in dieser natürlichen Ordnung des Wassers ein Schlüssel für seine unbestreitbaren Fähigkeiten, Informationen unterschiedlichster Art aufzunehmen, zu verwahren, also zu speichern, und gegebenenfalls wieder abzugeben.

Wie auch immer es funktioniert, viele Systeme arbeiten bereits seit langem mit Wasser als Informationsträger. So werden zur Herstellung homöopathischer Mittel bestimmte Substanzen in Wasser nicht nur verdünnt, sondern auch verschüttelt. Durch dieses Schütteln – also das über einige Minuten andauernde Hin-und-her-Bewegen der Substanz im Wasser – wird auf noch unbekannte Weise eine Information von der Substanz auf das Lösungsmittel übertragen. Je mehr verschüttelt und je höher dabei verdünnt wird, also je höher seine Potenz[20] ist, umso wirkungsvoller ist das homöopathische Mittel. Ab den Potenzen D24 und C12 ist nach naturwissen-

schaftlichen Gesetzen kein einziges Molekül des Ausgangs-
stoffs mehr in dem Homöopathikum vorhanden. Dennoch
werden die Mittel umso stärker wirksam, je höher ihr Verdün-
nungs- und damit Verschüttelungsgrad ist.

Auch die weithin bekannten unzähligen Eiskristallfotos des
Japaners Masaru Emoto belegen sehr eindrücklich die erstaunliche Kapazität des Wassers, Informationen zu speichern: Sowohl physikalische als auch emotionale Informationen kann es nicht nur aufnehmen, sondern auch auf
bislang unbekannte Weise in sich tragen, also speichern. Das
unter anderem mit Chlor versetzte Leitungswasser aus Großstädten wie Tokio, London oder Berlin bildet unter Emotos
Bedingungen überhaupt keine Eiskristalle aus. Das Wasser
einer anderen japanischen Großstadt (Katano) formt hingegen recht komplexe Eiskristallstrukturen. Sein Trinkwasser
wird zu etwa zwei Dritteln aus unterirdischen Quellen gespeist.

Für Masaru Emoto ist Wasser nicht nur das an erster Stelle
stehende Lebensmittel, sondern auch ein zugleich feiner und
umfassender Informationsspeicher. Er selbst bezeichnet Wasser als »Informationsträger und Lebensvermittler«.

Doch nicht nur die Inhaltsstoffe wirken sich auf das Wasser
aus. Auf irgendeine Weise geht es in Resonanz mit seiner Umgebung, durch die es fließt, sei es ein mäanderndes Bach- oder
Flussbett, das Betonbett eines künstlichen Wasserkanals oder
eine kupferne Wasserleitung.

Darüber hinaus zeigt Emoto übrigens auch auf, dass selbst
ein Wort – ob niedergeschrieben oder ausgesprochen – eine

eigene Energie, seine eigene Schwingung hat, wie er mit seinen Wasserkristallfotos belegt. Bevor er sie unter seinen standardisierten Bedingungen auskristallisieren ließ, »zeigte« er seinem Testwasser verschiedene aufgeschriebene Wörter wie »Glück«, »Pech«, »Freude«, »Hass«, »Dummkopf«, »Durchhalten«, »Nichtkönnen«, aber auch »Mamas Küche« und »Fertiggericht«; oder er spielte ihm unterschiedliche Musik von Heavy Metal über Elvis bis zur »Moldau« von Smetana vor. Die frappierend unterschiedlichen Eiskristalle zeigen mit ihrer jeweils klaren, harmonischen, verspielt-ziselierten oder chaotischen Struktur sehr deutlich die jeweilige Energie auf. Selbst Gebete und Beschickung mit Heilenergie sollen sich in der Strukturierung und Harmonisierung vorher chaotisch auskristallisierender Wassermoleküle ausdrücken.

Wasser aus der Leitung

Aus hygienischen und Bequemlichkeitsgründen – denn es soll uns ja stets aus dem Wasserhahn sprudelnd zur Verfügung stehen – wird unser täglich benutztes Leitungswasser in aller Regel bearbeitet. Ziel ist es, eine einigermaßen gleichbleibende Standardqualität gemäß den Anforderungen der gesetzlich festgelegten Trinkwasser- und Nutzwasserverordnung (DIN 2000) zu erreichen. Der feinstofflich-energetische Aspekt findet auf dieser Ebene natürlich keinerlei Beachtung.

Zunächst werden dem Wasser in dem Aufbereitungsprozess in großem Maßstab über verschiedene Filterreinigungsschritte unerwünschte Stoffe entzogen: von größeren Fest- und Schwebstoffen bis hin zu verschiedenen Salzen wie

Nitraten aus landwirtschaftlich belasteten Rohwassern. Der pH-Wert wird eingestellt und das Wasser durch die Entfernung von Calcium- und Magnesiumionen enthärtet. Aktivkohlefilter ziehen beispielsweise halogenierte Kohlenwasserstoffe oder Farbstoffrückstände aus ihm heraus. Kohlensäure wird entfernt, um eine Korrosion des Rohrleitungsnetzes zu verhindern. Zusätzlich kann eine Desinfektion erfolgen, also eine Entkeimung des Wassers, etwa durch die Zugabe von Chlor oder Ozon oder eine Bestrahlung mit UV-Licht.

Die Quellen und dementsprechend die Zusammensetzung des trinkfähigen Leitungswassers sind regional sehr unterschiedlich. Mancherorts wird Oberflächenwasser aufbereitet, beispielsweise aus dem Rhein, oder es werden Mischungen aus Talsperrenwasser und Uferfiltrat hergestellt. Etwa die Hälfte des Wassers kommt in Deutschland in einem solchen Zustand aus der Erde, dass es die Stadtwerke ohne nennenswerte Aufbereitung in das Rohrleitungsnetz einspeisen können. Die andere Hälfte muss teilweise aufwendig bearbeitet werden, da das Grundwasser manchmal auch bedenkliche Stoffe wie Arsen, Blei, Lösungsmittel, Rückstände von Medikamenten, Pestiziden oder – vor allem im Sommer, nach Unfällen oder Naturkatastrophen – Keime wie das Darmbakterium E. coli enthalten kann.

Trotz – oder teilweise auch gerade wegen – des enormen Bearbeitungsaufwandes wird die Qualität unseres Leitungstrinkwassers vielerorts immer schlechter, oftmals können wir das bereits schmecken. Und vergessen wir nicht: In aller Regel entnehmen wir das meiste Wasser für unseren Tee und für unser Kochen einfach aus der Leitung. Es geht also nicht nur um seinen reinen Geschmack.

Wenn wir nun das Trinkwasser auf feinstofflich-energetischer Ebene betrachten, ist der größte Anteil des Leitungswassers weit entfernt von der großen Kraft und starken Eigenschwingung natürlichen Quell- oder Brunnenwassers. Die Klärung unseres Energiefeldes – wie später im Abschnitt über »Klärende Nahrungsmittel« beschrieben – vermag auch nur Wasser zu bewerkstelligen, das selbst klar und rein ist und hoch schwingt. »Totgereinigtes« Wasser kann wohl kaum Einfluss auf unsere drei innersten Auraschichten nehmen, geschweige denn den Übergang zu unserer höheren geistigen Ebene klären, nämlich den Kausalkörper.

Daher gehen viele Menschen dazu über, entweder aus anderen Regionen importiertes Mineralwasser zu trinken oder das aus der Leitung kommende Wasser entsprechend zu filtern oder energetisch aufzubereiten. Dabei wird mit sehr unterschiedlichen Methoden versucht, unser Leitungswasser wieder zu dem vitalisierenden Nass zu machen, das es – einst aus Brunnen und Quellen geschöpft – einmal war.

Verschiedene Wasseraufbereitungen

Es sind Produkte auf dem Markt, die unser Leitungswasser nach verschiedenen Methoden und Verfahren zu einem belebten Trinkwasser machen wollen. Die gebräuchlichsten möchte ich hier kurz vorstellen.

Manche Erklärungen der Hersteller muten für mein Verständnis etwas seltsam an. Vielleicht entstehen solche Konstrukte dadurch, dass wir versuchen, etwas in unseren gewohnten materiell-naturwissenschaftlichen Denkmustern zu verstehen, was sich tatsächlich aber nur auf feinstofflich-energetischer Ebene abspielt, einer Ebene, die für unsere Ratio kaum zugänglich ist und sich eher mit offenem Herzen und über Erfahrungen erschließt. Ohne mich – inzwischen – gleich jedem Modetrend anzuschließen, probiere ich zunächst aus, ob mir das jeweilige Wasser gut schmeckt, sowohl pur wie auch als Teezubereitung. Dann schaue ich, ob es mir gut bekommt, ob es mich beispielsweise gut durchspült – also meine Urinausscheidung unterstützt.

Die Entscheidung für einen Filter oder ein anderes System hängt natürlich von Ihrer Trinkwasserqualität und Ihrem Geldbeutel ab. Wenn Ihr Leitungswasser gut ist, brauchen Sie kein Wasseraufbereitungssystem. Und wahrscheinlich ebenfalls, wenn Sie kontrolliertes eigenes Brunnenwasser zur Verfügung haben. Im anderen Falle sollten Sie, wenn Sie die Möglichkeit dazu haben, vielleicht einmal das entsprechend aufbereitete oder energetisierte Wasser mit Ihrem Trinkwasser vergleichen, bevor Sie sich ein solches Gerät kaufen. Oder stellen Sie ausgezeichnete Mineralwasser neben Ihr Leitungswasser. Lassen Sie sich hier wieder in einer meditativen Übung intuitiv führen. Möglicherweise können Sie auch die weiter hinten angeführten Testmöglichkeiten (Pendeln oder kinesiologischer Muskeltest) als Entscheidungshilfe heranziehen.

Wasserfilter

Haushaltsgebräuchliche einfache Wasserfilter filtern das Wasser in mehreren Stufen. Nach einem gröberen Filternetz entzieht ein Ionenaustauscher dem Wasser Blei- oder Kupfer-ionen, die vom zuvor »sauberen« Leitungswasser der Stadt-werke aus einem veralteten Rohrleitungssystem herausgelöst wurden. Habe ich keine alten Wasserrohrleitungen, brauche ich diesen Reinigungsschritt nicht. Aktivkohle entfernt vor allem geruchs- und geschmacksstörende Stoffe wie Chlor, aber auch weitere Rückstände von Schwermetallen. Ihr Ein-satz ist bei regional chlorhaltigem Leitungswasser sehr sinn-voll. Ein spezieller Feingewebefilter soll darüber hinaus wei-tere Mischungspartikel zurückhalten.

Bei komplexeren Wasserfiltersystemen handelt es sich um Filter-, Reinigungs- und Energetisierungsverfahren. Das Was-ser wird durch Schichten von Filtern, Aktivkohle, Silikaten und Magneten geleitet. Es sollen durch den Filter aus dem Leitungswasser Unreinheiten wie Rückstände von Chlor, Me-talle, organische Komponenten und andere Chemikalien ent-fernt werden, die oftmals auch im gereinigten Leitungswasser zurückbleiben. Außerdem kann das Wasser mit essenziellen Mineralien angereichert werden. Ein Zusatzsystem strudelt das gefilterte Wasser durch ein starkes Magnetfeld. Ähnlich wie beim levitierten Wasser (siehe unten) sollen hierdurch die Cluster im Wasserkörper verkleinert werden. Der gesamte Prozess der Wasserbearbeitung soll der Art und Weise ange-glichen sein, wie das Nass in der Natur durch Gesteins-schichten gefiltert und gereinigt wird, ehe es als Quelle an die Erdoberfläche tritt.

Grundsätzlich sollten alle Wasserfilter mit Bedacht einge-setzt werden. So enthält beispielsweise hartes Wasser mehr Magnesium und Calcium als weiches. Weiches Wasser schmeichelt erst einmal dem Gaumen mehr als härteres. Da es sich bei diesen im Wasser gelösten Ionen um für den Körper lebensnotwendige Mineralien handelt, macht es allerdings kaum Sinn, ausgerechnet Magnesium und Calcium per Filterverfahren »herauszufischen«, um diese dann gegebenenfalls über Nahrungsergänzungsmittel wie Calciumpräparate wieder zu sich zu nehmen. Allerdings bilden diese Mineralien die Kalkschicht in Kesseln, Wasserkochern oder Kaffeemaschinen. Doch mit einer Essigbehandlung lässt sich die Verkalkung in der Regel problemlos beseitigen.

Umkehrosmose

Bei der Umkehrosmose werden dem Leitungswasser auf physikalischem Wege Schadstoffe und Härtebildner entzogen. Dazu wird es durch eine halbdurchlässige Membran gepresst, deren Poren so fein sind, dass fast nur Wassermoleküle hindurchgelangen. Das Wasser wird unter Druck in zwei getrennten, gegenläufigen Kreisläufen entlang der halbdurchlässigen (semipermeablen) Membran geleitet. Bei optimal eingestelltem Druck wandern die zu entfernenden geladenen Teilchen (Ionen wie die zweifach positiv geladenen Calcium- oder Magnesiumionen) entgegen dem Konzentrationsgefälle in die »salzige« Lösung, die ständig ausgetauscht werden muss. Die Abtrennung vom reinen Wasser erfolgt also hochfein im Ionen- und Molekularbereich. Alle zuvor enthaltenen Stoffe werden mit dem Abwasser verworfen. Zusätzliche Schichten aus Aktivkohle filtern unter anderem Schwermetalle aus. Alles in allem beseitigt das Verfahren Chlor, Gerüche, Schwermetalle wie Blei, Kupfer, Cadmium oder Quecksilber, Rückstände der Agrarchemie wie Hormone, Pestizide, Fungizide, Herbizide, Antibiotika sowie andere Medikamentenrückstände und Keime wie Bakterien, Viren oder auch Pilzsporen.

Heraus kommt dabei ein destillatähnliches, sehr reines und extrem weiches Trinkwasser, das fast steril ist und weitestgehend von Mineralstoffen befreit wurde. Ähnliche Verfahren werden auch als »Molekularfiltersysteme« bezeichnet.

Grander-Wasser

Diese Methode geht auf den Tiroler Johann Grander zurück beziehungsweise – nach seinen eigenen Aussagen – auf Anweisungen und Informationen »von oben«, also aus der geistigen Welt.

Durch den Kontakt mit der »Grander-Wasserbelebung« soll das Wasser in die Lage versetzt werden, verlorengegangene Eigenschaften wieder neu zu entwickeln. Es handelt sich um eine reine Informationsübertragung. Es wird dem Wasser nichts zugesetzt und nichts entnommen. Die Grander-Methode geht davon aus, dass sich Informationen nicht nur im Wasser selbst, sondern auch über Metallkontakt weitergeben lassen. Auf diese Weise soll die ursprüngliche Ordnung und Stabilität der inneren Struktur des Wassers wiederhergestellt werden. Schon wenn zwei Wassergläser nebeneinanderstehen, sollen die Informationen des jeweiligen Wassers ausgetauscht oder übertragen werden.

So wird für den Hausgebrauch der Grander-Stab eingesetzt, ein kugelschreiberähnlicher Metallzylinder, der mit dem belebenden Informationswasser gefüllt ist. Auch Durchflussvorsätze für den Wasserhahn sind gebräuchlich. Der Effekt der Belebung soll nach dem Prinzip der kontaktlosen Informationsübertragung erfolgen. Welcher Art die ordnende und regenerierende Information ist und wie sie auf das Wasser übertragen wird, bleibt ein Geheimnis von Johann Grander und inzwischen auch seiner Familie. Tatsache ist, dass das Grander-Wasser besser schmeckt und auch von Tieren bevorzugt getrunken wird, bei denen man ja davon ausgehen kann, dass ihr Geschmackssinn nicht durch Suggestion beeinträchtigt ist ...

Grander-Wasser wird nicht nur als Trinkwasser, sondern auch in der Landwirtschaft, in Schwimmbädern und in der Industrie verwendet.

Keramikzylinder

Dieses Wasserbearbeitungssystem stammt von dem Japaner Prof. Dr. Teruo Higa. Es arbeitet mit Hohlzylindern aus Ton, in die bestimmte, sogenannte Effektive Mikroorganismen (EM) eingebrannt wurden. Es basiert ebenfalls auf einer Informationsübertragung auf das Wasser. In diesem Fall sollen alle Vorinformationen des Wassers gelöscht werden, sodass es in seinen natürlichen Urzustand zurückversetzt wird.

Die Hersteller sprechen von einer magnetischen Resonanz, die ihren Ausführungen zufolge auf das Wasser wirkt. Die Tonteilchen sollen einen natürlichen Ionenaustausch bewirken und darüber hinaus langwellige Infrarotstrahlung aussenden, die jegliche Information aus dem umgebenden Wasser tilgt. Die luftdicht eingebrannten und abgetöteten Mikroorganismen sollen als Antioxidanzien fungieren, und zwar sowohl aktuell als auch rückwirkend. Das heißt, sie sollen Oxidationen nicht nur verhindern, sondern auch bereits erfolgte wieder rückgängig machen, also über regenerative Fähigkeiten verfügen.

Levitiertes Wasser

Auf den deutschen Physiker Wilfried Hacheney geht die Methode der Levitation von Wasser zurück. Der Begriff »Levitation« soll den Gegenpol zur Gravitation (Schwerkraft) ausdrücken und bedeutet dementsprechend »Leichtkraft«. Dieses Verfahren will annähernd die Qualität von frischem Quellwasser erreichen. Entgegen der Schwerkraft sprudelt dieses hochwertige Wasser natürlicherweise aus Quellen hervor.

Gutes Quellwasser ist in der Regel sehr weich, sehr rein, schmeckt sehr erfrischend und ist dabei pH-neutral und zudem energetisch sehr hochschwingend. Hacheney erklärte diese hohe Qualität von Quellwasser damit, dass es sehr viel weniger und vor allem sehr viel kleinere Cluster enthalten soll als unser Leitungswasser. Im Gegensatz dazu soll Wasser, das durch enge Leitungen gepresst wird, sogar noch zusätzlich verdichtet werden, sodass sich seine Cluster vergrößern. Aus den Leitungen soll dementsprechend sehr großclusteriges Wasser geflossen kommen.

Die Cluster sind nach Hacheneys Vorstellung offensichtlich der Schlüssel für die typischen Verhaltensweisen von Wasser wie Lösungsverhalten, Geschmack oder Energiegehalt. Die Lebendigkeit von Wasser wird demnach auch als seine Fähigkeit beschrieben, sich der Ausbildung von Clustern durch

Eigendynamik zu widersetzen. Tröpfchen, die kleiner als 150 Nanometer sind, weisen eine besonders ausgeprägte Fluktuationsdynamik auf und entsprechen einer sehr ursprünglichen, hochreinen und energievollen Wasserqualität. Man kann sich auch gut vorstellen, dass große Wasseranhäufungen schwerer einen im Wasser befindlichen Kristall durch Umlagerung lösen können als einzeln vorliegende Wassermoleküle. Zudem wird die innere Oberfläche des Wassers enorm vergrößert. Moskauer Wissenschaftlern soll es vor einigen Jahren zufällig gelungen sein, Wasser in so kleine Cluster zu verwirbeln, dass es sogar den Quarzkristall der Messapparatur angegriffen hat.

Beim levitierten Wasser wird nun auf künstlichem Wege versucht, die Cluster des Leitungswassers weitestgehend aufzulösen und somit die »Wasserstruktur« aufzulockern. Dies geschieht durch eine spezielle Form der Verwirbelung: Ein Rotor wirbelt das eingeführte Leitungswasser hoch. Durch ein Fallrohr im Zylinder des Geräts fließt es dann wieder zurück. Nach einigen Minuten in diesem Rotationssystem soll das Wasser dann kleinclusterig und somit energetisiert und belebt sein.

Wie sich Nahrungsmittel auf feinstofflicher Ebene auswirken

Die Auswirkungen von Nahrungs- und Genussmitteln auf unser Wohlergehen und unsere Entwicklung reichen weit über eine unmittelbar spürbare Bekömmlichkeit oder Verträglichkeit hinaus.

Wir wissen vermutlich, welche Nahrungsmittel und Zubereitungen uns in rein körperlicher Hinsicht Wohlbehagen oder Verarbeitungsprobleme bereiten. Vielleicht vertragen wir keinen Knoblauch und bekommen von seinem Verzehr arge Blähungen, vielleicht Durchfall sowie für einige Stunden einen fast unstillbaren Durst. Von fettem Essen wird uns übel. Und wir wissen aus Erfahrung, dass unsere Mundschleimhaut jucken, unsere Augen tränen und ebenfalls jucken und unsere Nase laufen wird, wenn wir Haselnüsse essen – weil wir allergisch auf sie reagieren. Von zahlreichen wissenschaftlichen Studien und meist auch aus Erfahrungen aus unserem Bekanntenkreis ist uns klar, dass zu scharfes Essen und zu viel Kaffee unsere Magenschleimhäute angreift und dass Rauchen Lungenkrebs verursacht.

Durch das, was wir zu uns nehmen, wird aber noch wesentlich mehr als unsere physischen Befindlichkeiten beeinflusst, gestärkt oder beeinträchtigt. Wenn wir verstanden haben, dass die feinstoffliche Ebene die Matrize für unser materialisiertes, körperliches Dasein ist, können wir nachvollziehen, welche große Bedeutung nicht nur unserer Lebensart zukommt, sondern auch den Lebensmitteln, mit denen wir uns ernähren beziehungsweise nähren. Einen erheblichen Teil unserer feinstofflichen Energie führen wir uns über unser Wasser und unsere übrigen Nahrungsmittel zu.

Daher spielt die Ernährung auch für unsere spirituelle Entwicklung eine große Rolle, die nicht hoch genug eingeschätzt werden kann. Wenn ich zwar am Tag viel meditiere und meinen Geist rein zu halten versuche, aber gleichzeitig viel Zucker und Koffein zu mir nehme, wird aller Wahrscheinlichkeit nach irgendwann meine spirituelle Entwicklung stagnieren – zumindest aber wird sie sich erheblich langsamer vollziehen, als es beim Verzehr energievoller Nahrung der Fall wäre. Und wenn ich mich beispielsweise fast ausschließlich von zusammenziehenden und dichten Nahrungsmitteln wie Tofu, Käse und herben Salaten ernähre, darf ich mich nicht darüber wundern, dass es mir sehr schwer fällt, meine Chakren auch nach einer tiefen Meditation noch über den Tag hin offen zu halten.

Kann ich diese Zusammenhänge spüren und habe ich sie verstanden, bleibt nur die Frage, ob ich sie berücksichtigen will. Ich entscheide also auch mit der Auswahl meiner Nahrung darüber, wie ich meinen spirituellen Weg gehe.

Was wir essen, trägt eben nicht ausschließlich dazu bei, ob wir körperlich Kraft haben und unsere Organsysteme gut arbeiten. Nahrungsmittel beeinflussen auch meine spirituellen Öffnungsmöglichkeiten durch ihre Wirkung auf den Prana-

Kanal. Unterstütze ich den Energiefluss (Qi-Fluss) in meinen Leitbahnen (Meridianen), werden auch im Ätherkörper die feinstofflichen Energiesysteme aktiviert. Das wiederum nährt ebenso die übrigen Schichten meiner Aura und trägt zu ihrer Stärkung und Stabilisierung bei. Und schließlich wirkt sich der Licht- oder Prana-Gehalt der Nahrung unmittelbar auf meinen eigenen Weg ins Licht aus: Er kann diesen Prozess erschweren oder ihn deutlich erleichtern und unterstützen. Somit hat das, was ich zu mir nehme, auch einen direkten Einfluss auf meine spirituelle Entwicklung.

Unser physischer Körper ist das Gefäß für unsere inkarnierte Seele, in dem wir unsere irdischen Aufgaben bewältigen müssen. Wenn wir das ein weiteres Mal berücksichtigen, wird vielleicht deutlich, wie sehr wir in der Verantwortung stehen, nicht nur für unseren Gefühlshaushalt und unsere seelisch-geistige Klarheit und Entwicklung, sondern auch für unseren Leib zu sorgen. Immerhin ist er unser Ausdrucksorgan für alle irdischen Belange. Und letztlich ist dies auch ein Aspekt der Achtung der Schöpfung, deren Teil ich bin, und somit meiner Liebe zu Gott.

Der Energiefluss in den Meridianen

Schon seit Jahrtausenden wissen wir um die Auswirkung unserer Lebensweise, unserer Gedanken und Gefühle und unserer Nahrung auf alle Lebensbereiche: Das indische Medizinsystem des Ayurveda und die Traditionelle Chinesische Medizin (TCM) beispielsweise arbeiten bereits so lange mit

Ernährungsprinzipien, die neben Akupunktur, Ölmassagen, Tuina, Heilkräutern und anderen Arzneimitteln für Gesundheit und Lebenskraft herangezogen werden. Hier fließen ganz selbstverständlich Organfunktionen, Kraft und Ausdruck des Körpers, Emotionen und seelisches Wohlbefinden sowie die kosmische Energieversorgung und ihr stabilisierender Fluss im stofflichen und feinstofflichen Körper zusammen.

Wesentliche Grundpfeiler dieser Energieversorung sind die Energieleitbahnen, die Meridiane, die eine direkte Schnittstelle zwischen Äther- und physischem Körper sind. Es gibt keine materiellen Korrelate zu den Meridianen, also beispielsweise keine Nerven, die dem Verlauf der Energieleitbahnen folgen. Auch sonst sind keine Körperstrukturen bekannt, die auch nur annähernd mit dem feinen Netz korrespondieren, das die Meridiane um und durch unseren Körper spannen. Würde man sich allein den Zickzackverlauf des Gallenblasenmeridians an der Kopfseite anschauen und ihn mit allen verfügbaren Anatomieatlanten vergleichen, fände man kein Gewebe, keine Körperstruktur, die dem eigenartigen Weg dieser Energieleitbahn folgt. Und dennoch können wir ihren Verlauf und ihre Wirkung spüren.

Seine – relativ gesehen – dichteste Manifestation hat ein Meridian im Ätherkörper. Seine energetischen Ausleger liegen hingegen in unserem physischen Körper verteilt. Hier können wir beispielsweise über Massage oder Akupunktur auf den Energiehaushalt Einfluss nehmen.

Diese traditionellen asiatischen Medizinsysteme gehen davon aus, dass wir ein vorgeburtliches »Päckchen« an Qi oder

Prana zur Verfügung (oder mitbekommen) haben. Jenen energetischen Grundstock können wir nur über drei Wege auffüllen: über den Atem, über das universelle Qi oder Prana, das uns durch das Kronenchakra über den Prana-Kanal versorgt, und über unsere Nahrung in Form von Wasser, Speisen und Genussmitteln.

Unsere Nahrung wirkt nun über zwei Hauptebenen auf dieses Energiesystem ein:

1. Zum einen nehmen unsere Nahrungsmittel über ihre Dichte und Schwingung Einfluss auf das Energie- und Meridiansystem. Substanziell oder materiell sehr dichte Lebensmittel sind auf eine sehr geringe Eigenschwingung heruntergedimmt – nichts anderes heißt ja auf dieser Ebene Verdichtung. Im Gegensatz zu ihrer materiellen ist ihre feinstoffliche Energie und Wirkkraft zwar vorhanden, aber im Vergleich zu anderen hochschwingenden Prana-Lebensmitteln ist sie relativ gering. Die meisten Kuhmilchprodukte gehören beispielsweise in diese dichte Nahrungsmittelkategorie, vor allem die eiweißhaltigen Käse. Sehr dichte Nahrungsmittel hemmen gewissermaßen die Eigenschwingung und damit die Dynamik des Qi-Flusses in unserem Energiesystem. In der TCM wird in diesem Zusammenhang von Verschleimung gesprochen.

Nehmen wir hochschwingende, weniger dichte Nahrung zu uns, unterstützen wir die energetische Eigenschwingung unseres feinstofflichen Körpersystems und stärken dadurch den Fluss des Qi in unseren Meridiansystemen. Je höher die Schwingungen unserer Nahrung sind, desto mehr

Energie und Fließdynamik kann sie auf unseren Ätherkörper übertragen. Wenn wir uns in diesem Sinne sehr
hochwertig ernähren, stärken wir daher die feinstoffliche
Vorlage für unseren physischen Körper. Dies ist einer der
wirksamsten Wege für unsere Gesunderhaltung.

2. Zum anderen schlägt sich der Gehalt an Licht, an reinem
Prana, der Nahrungsmittel in der Energieversorgung des
Meridiansystems nieder. Wie im Kapitel über Licht beschrieben wurde, können manche Menschen den Energiefluss in einem Meridian als einen Lichtstrom wahrnehmen. Je nachdem, auf welcher Ebene wir das Netz der
Energieleitbahnen betrachten, können wir die feinstofflichen Schwingungen des Qi oder Pranas oder seinen unmittelbaren Lichtgehalt erspüren, erfühlen, ersehen, erahnen. Dementsprechend nährt lichtvolle Nahrung diesen
sehr reinen Aspekt des Pranas und unterstützt sehr essenziell unseren spirituellen Entwicklungsprozess. Die Wirkung ist sehr fein und geht über die Anreicherung von Biophotonen in den Körperzellen hinaus.

Größe und Kraft der Aura

Halten wir uns noch einmal vor Augen, wie eng unser physischer Körper über das Meridiansystem und die Chakren mit
unserem Ätherkörper, unserer innersten Auraschicht, in Verbindung steht. Die feinstofflichen Systeme liefern die Matrize
für unseren anfassbaren Körper und versorgen ihn rund-
herum mit Energien verschiedenster Schwingungs- und
Lichtstufen. Umgekehrt nähren wir über die materiell-äthe-

rischen Schnittstellen unseren feinstofflichen Körper. Es liegt so deutlich auf der Hand, wie unmittelbar die Ernährung Einfluss auf unsere Aura nimmt.

Je nach Schwingungsart, Dichte und Energiegehalt unserer Nahrung stabilisieren wir unsere Aura oder dimmen ihre Eigenschwingung herunter, füllen sie auf und vergrößern sie oder ziehen sie zusammen, versorgen sie unmittelbar mit Lichtenergie und verstärken ihre Leuchtkraft oder entziehen ihr durch eine Unterversorgung mit Lichtnahrung ihre Kraft.

Selbstverständlich drückt sich unsere Lebenshaltung, unsere innere und praktizierte Lebenseinstellung, unsere geistige und meditative Anbindung an die Quelle, an das Universum, an das Göttliche in der Größe und Kraft unserer Aura, unserer Gesamtausstrahlung aus. Doch je mehr Sie sich mit Ihrer Ernährung und ihrer unmittelbaren Auswirkung nicht nur auf Ihr körperliches und seelisches, sondern auch auf Ihr feinstoffliches und spirituelles Wohlergehen beschäftigen, umso mehr bekommen Sie Zugang zur Verknüpfung dieser scheinbar so unterschiedlichen Ebenen miteinander. Wenn Sie hineinspüren, wie sich ein Essen auf Ihre Aura oder Ihre spirituelle Öffnung auswirkt, können Sie immer deutlicher die enge Verbindung, ja die Verflechtung von materieller und feinstofflich-geistiger Ebene unseres Daseins wahrnehmen. Letztlich sind sie ja auch eins.

Der Prana-Fluss durch den Lichtkanal

Die Wirkung von Nahrungsmitteln auf unseren Prana-Kanal erfolgt in erster Linie über seine Öffnung. Bestimmte Nahrungsmittel wie etwa Mangold oder Walnüsse tragen durch ihr Energiemuster dazu bei, unsere Chakren zu öffnen. Dies geschieht über Verbindungen zwischen dem komplexen Meridiannetzwerk und den Nadis, den feinstofflichen Kanälchen, die sich unmittelbar in die Chakren eröffnen. Wenn wir auf diese Weise unser Kronenchakra öffnen, öffnen und weiten wir auch unseren Prana-Kanal – und es liegt auf der Hand, dass die Öffnung unseres Lichtkanals umso größer, umso weiter ist, je mehr wir unser Kronenchakra geöffnet haben. Hinzu kommt, dass wir den Durchfluss des Pranas durch unseren feinstofflichen Körper umso mehr stimulieren, je offener und durchlässiger auch die übrigen Chakren und natürlich die verschiedenen Energieleitbahnen und -kanäle sind. Daher kann die Wahl unserer Nahrungsmittel mit ihren spezifischen Energiemustern über das Meridiansystem Einfluss auf unseren Prana-Kanal nehmen.

Darüber hinaus wirkt sich die hochschwingende und lichtvolle Nahrung auch direkt auf den Prana-Kanal aus. Wenn wir dazu die Betrachtungsebene wechseln, wirkt das aufgenommene Licht auch unmittelbar auf unseren Lichtkörper ein. Je reiner und höher schwingend es ist, desto mehr füllt es das Licht auf, das durch unsere Meridiane und Nadis strömt. Auf diese Weise wird auch auf der reinen Lichtebene ebenso der zentrale Lichtkanal stabilisiert, der Prana-Kanal.

Licht im Körper

Neben dieser Anreicherung von sehr reinem und hochschwingendem Licht in unserem Lichtkörper sowie der Schnittstelle zwischen unserem feinstofflichen und unserem physischen Körper, dem Meridian-Nadi-Netzwerk, können wir unseren Organismus über die Nahrung auch mit Biophotonen versorgen. Wenn wir lichtvolle Nahrung schonend, aber dennoch für uns gut aufschließbar zubereiten, stellt sie uns als weitere Energiequelle ihr subtiles stoffliches Licht zur Verfügung.

Die Biophotonen sind eine wichtige Übersetzungskomponente zwischen den feinenergetischen Informationen unserer Aura, insbesondere unseres Ätherkörpers, und unserem physischen Leib. Das Licht der Biophotonen ist so weit heruntertransformiert, dass es Informationen direkt in zelluläre Stoffwechselprozesse umsetzen kann – wahrscheinlich unmittelbar über energetische Wechselwirkungen mit unserer stofflichen genetischen Informationsebene, der DNA.

Wenn wir daher sehr lichtvolle Nahrung zu uns nehmen, unterstützen wir die Umschreibung (Transkription) unserer ätherischen Informationen, also die Abschrift unserer göttlichen Blaupause. So können wir unser Gefäß, unseren Organismus, optimal für die Erfüllung unseres Lebens, unserer selbstgewählten oder »mitgebrachten« Aufgaben stärken.

Die Auswirkungen von unzureichender oder falscher Ernährung

So wie stimmig gewählte Nahrungsmittel günstig auf verschiedenen Ebenen Einfluss auf unseren stofflichen und feinstofflichen Körper, auf unsere emotional-psychische und seelische Verfassung und unsere geistig-spirituelle Entwicklung nehmen, wirken sie sich bei einer unzureichenden, physiologisch oder energetisch falsch gewählten Zusammensetzung ebenso vielschichtig *ungünstig* auf unser Wohlergehen aus.

Nahrungsmittel, die den freien Fluss unseres Qi oder Pranas behindern, dimmen nicht nur unser Energiefeld herunter, sondern lassen uns recht deutlich ihre beeinträchtigende Energie spüren: Wir sind schnell erschöpft und fühlen uns ohne äußerlich ersichtlichen Grund über Stunden, ganze Tage oder sogar über Wochen hinweg kraftlos, müde und antriebslos.

Unsere Fähigkeit, uns auf etwas zu konzentrieren, lässt dabei mehr als zu wünschen übrig. Wir ertappen uns dabei, wie wir in einem Buch oder der Zeitung einen Abschnitt nun zum dritten Mal lesen, aber nichts verstanden, nichts wirklich erfasst haben. Unser Kopf fühlt sich eher leer an als dumpf und schwer, ein Zustand, den wir von Situationen kennen, in denen uns die Reize und Ansprüche von außen überfordern.

Selbst unsere Sinne sind »heruntergefahren«. Manchmal nehmen wir die Welt in unserem Umfeld nur noch »wie durch Watte« wahr. Und auch unsere Augen müssen sich ungewöhnlich anstrengen, damit wir klar sehen können.

Zu einem solch reduzierten Wahrnehmungs- und Lebensgefühl kann – vor allem wenn die energieschwächende Ernährungsweise über längere Zeit beibehalten wird – ein meist sehr diffuses körperliches Beschwerdebild hinzukommen. Individuell sehr unterschiedlich kann sich der instabile Energiehaushalt in Kopfdruck bis hin zu bohrenden oder pochenden Kopfschmerzen, in Muskel- oder Gelenkschmerzen in allen oder einzelnen Gliedern, in ungewöhnlichen Hauterscheinungen, die von Pickeln, Furunkeln bis zu Ekzemen oder schuppenflechteähnlichen Plaques reichen, oder in Verdauungsbeschwerden wie Übelkeit, vermehrten Blähungen, Verstopfungen, Durchfall oder ungewöhnlichen Nahrungsmittelunverträglichkeiten äußern.

Wenn wir dann nichts an unserer Lebens- und Ernährungsweise ändern, bekommen wir auf lange Sicht über gravierendere körperliche Beschwerden und Erkrankungen Hinweise darauf, dass wir etwas verändern müssen. Dauerhafte energetische Unterversorgungen oder Störungen manifestieren sich häufig irgendwann in Krankheiten, und zwar meist in solchen, bei denen wir von unseren Schulmedizinern in die Rubriken »chronische« oder »Autoimmunerkrankungen« einsortiert werden.

Nahrungsmittelkategorien

Damit wir uns in dem Dschungel des Nahrungsmittelange-
bots zurechtfinden, kommen wir nun zunächst zu einer gro-
ben Einteilung in Kategorien, die uns verdeutlichen, welchen
energetisch-feinstofflichen Effekt die verschiedenen Lebensmittel haben können.

Energienahrung

Bereiten wir eine Mahlzeit aus biologisch angebauten Lebensmitteln wie Hirse, frischem Gemüse und Salat zu, nehmen wir
eine wunderbare Portion licht- und energievoller Nahrung zu
uns. Hellsichtige und auch feinfühlige Menschen können bei
solch pranahaltigen und naturbelassenen Nahrungsmitteln
eine mehr oder weniger große und leuchtende Aura darum
erspüren oder sehen. Die in ihr enthaltene lichtvolle Energie
strahlt sensibilisierten Menschen quasi schon entgegen.

In physikalischer Hinsicht entsteht die hohe Energie solcher naturbelassener und gewissermaßen mit Prana vollge-
sogener Nahrungsmittel dadurch, dass ihre Elektronen sehr
stark schwingen. In erster Linie handelt es sich dabei um
hochenergetische, da sehr stark schwingende Kohlenhydrat-
verbindungen aus pflanzlichen Nahrungsmitteln. Vor allem
durch die Aufnahme, Verarbeitung und Speicherung des Son-

nenlichts, des am zweithöchsten schwingenden Pranas unseres Planetensystems, wird die Schwingungsenergie der Elektronen aktiviert. Diese Umwandlung des Sonnenpranas in zelluläre Energie geschieht durch die Photosynthesevorgänge in den grünen Pflanzenteilen. Hinzu kommen die eingelagerten Biophotonen. Sie konnten unter naturnahen und auf feinstofflicher Ebene freien oder lichtvollen Wachstumsbedingungen der Pflanzen durch Heruntertransformation des reinen, kosmischen Pranas gebildet werden.

Daher sind aus feinstofflicher Sicht pflanzliche Nahrungsmittel stets hochwertiger als tierische. Einmal abgesehen von den energetischen Auswirkungen ihrer Haltung und Tötung: Durch die Nutzung beziehungsweise Verstoffwechselung der Pflanzennahrung durch die Tiere wird deren hochschwingende Energie aus dem Sonnenprana für uns als sozusagen zweiten Konsumenten weithin wertlos. Bestenfalls hat das Tier den größten Teil des Sonnenpranas in seiner eigenen naturbelassenen Pflanzennahrung für seinen eigenen Stoffwechsel und den eigenen Lichtkörper verwerten und genießen können.

Nur wenn es unter sehr guten Bedingungen mehr lebt als gehalten wird, steht dem Tier ein gewisser Überschuss an lichtvoller Energie zur Verfügung. Denn unter solch guten Lebensbedingungen kann es seinen Lichtkörper auch über transformiertes kosmisches Prana auffüllen. Dementsprechend licht- und energievoll sind beispielsweise die Eier des auf dem Hof freilaufenden Huhns und die Milch der tatsächlich artgerecht, also respektvoll gehaltenen Schafe, Ziegen und Kühe. In dem Werbespruch von den »glücklichen Hühnern« und den »glücklichen Kühen«, die entsprechend »glückliche« im Sinne von schmackhafte und wertvolle Eier und Milch hervorbringen, steckt ein Körnchen Wahrheit: Sofern sie mit Respekt und Achtsamkeit weiterverarbeitet werden, können energetisch lichtvolle Nahrungsmittel wie Milch, Käse, Butter, Joghurt, Quark oder Hühnereier entstehen. Wenn wir unseren Haustieren nicht alles – ungefragt und ohne Dank – nehmen, stellen sie uns auch meist gern etwas von ihrem Überschuss als Geschenk zur Verfügung. Kühe haben heute zuchtbedingt so viel Milch, dass ihr eigenes Kalb sie gar nicht »leer« trinken kann. Gestatten wir Menschen es der Mutterkuh, ihren eigenen Nachwuchs mit ihrer eigenen Milch und dem unbedingt dazugehörigen Körperkontakt und Gefühlsaustausch aufzuziehen, bleibt uns immer noch genug Milch für unseren eigenen oder wirtschaftlichen Bedarf. Und kann das Huhn scharren, seinen lebhaften Sozialkontakten in der Hühnerschar nachgehen und immer wieder seine eigenen Küken großziehen, stellt es uns meist gern die Eier aus seinem ebenfalls zuchtbedingten Überschuss zur Verfügung.

Zum Respekt vor der Schöpfung gehört, dass wir die tierischen Nahrungsmittel als Geschenke unserer Mitgeschöpfe begreifen. Wir sind eben nicht die »Herren der Schöpfung«, sondern schlicht ein Teil davon. Und die Natur – und zwar sowohl die Tiere als auch die Pflanzen wie die gesamte Erde – steht uns nicht als ein eigens für uns eingerichteter Selbstbedienungsladen zur Verfügung. Wenn wir nur nehmen, nehmen, nehmen und rücksichtslos von unserer letztlich kleinen menschlichen Macht Gebrauch machen, weist uns die Natur wieder in unsere Schranken.

Wie inzwischen wohl jeder wissen sollte, ist eine dramatisch nahe Antwort der seit langem von unserer ausbeuterischen Rücksichtslosigkeit verursachte Schaden, den wir an unserem geliehenen Planeten angerichtet haben: von der Abholzung jahrtausendealter Regenwälder über die Kohlendioxidvergiftung unserer letztlich hauchdünnen Atmosphäre bis zur Verschmutzung des irdischen Lebenselixiers Wasser. Nun tauchen wie ein Echo auf unseren Missbrauch immer mehr Folgen des von uns verursachten Klimawandels auf: extreme Trockenheit in Südeuropa und Überschwemmungen allenthalben, Wasserknappheit in Australien und gigantische Flutwellen aus dem Meer, austrocknende Binnenseen und abtauende Gletscher – um nur einige Beispiele zu nennen.

Und es sind nicht nur die anderen, die zu all den Umwelt- und Naturkatastrophen beitragen: *Wir* fahren das Auto, womöglich noch den spritfressenden Geländewagen für die bestens asphaltierten Stadtstraßen. *Wir* fliegen in unserem Urlaub nach Spanien oder auf die Malediven, wobei wir die Verbrennung von reichlich Kerosin in Kauf nehmen. Und das dort bereits kaum oder gar nicht mehr vorhandene Trinkwasser wird uns auch noch nachkutschiert, während wir zu Hause das unter hohem Energieverbrauch aufbereitete Trinkwasser viel zu bedenkenlos aus unseren komfortablen und grenzenlose Verfügbarkeit vortäuschenden Wasserhähnen fließen lassen ...

Energie, Schwingung, Dichte

Sehr dichte Nahrungsmittel haben aus naturwissenschaftlicher Sicht ein hohes Molekulargewicht (Molekülmasse oder molekulare Masse). Das bedeutet, dass sie im Verhältnis zu ihrer Größe vergleichsweise schwer sind.

Am dichtesten sind sehr fetthaltige Lebensmittel. Für ihre Verstoffwechselung verbrauchen wir sehr viel Sauerstoff. Wenn wir viel offene oder versteckte Fette zu uns nehmen – oder eine entsprechend empfindliche Konstitution haben –, geht uns auf zellulärer Stoffwechselebene häufig der Sauerstoff aus. Dann können die Fette nicht mehr vollständig über Oxidationsschritte abgebaut werden. Die Folge ist die vermehrte Bildung freier Radikale[21], die sich belastend auf unseren Körper auswirken kann. Die freien Radikale können auch direkt unsere zellulären Lichtspeicher attackieren, wenn sie die Riesenmoleküle in unseren Zellkernen in ihre Kettenreaktion einbeziehen: die DNA, in der sich die Biophotonen ansammeln.

Wenn sie im Übermaß auftreten, können wir daher solche sehr konzentrierten, sehr dichten Nahrungsmittel auch als »Sauerstoff- und Lichträuber« bezeichnen. Dazu gehören vor allem tierische Fette, die wir mit Fleisch zu uns nehmen (neben Rind-, Schweine- und Lammfleisch auch Geflügel und Fisch). Zudem sind die meisten Umweltgifte, Pestizide und Herbizide fettlöslich, sodass sie sich hier verstärkt ansammeln.

Ebenfalls in diese Gruppe gehören Pflanzenöle, die wir allerdings kaum in solch großen Mengen zu uns nehmen.

Doch auch bei ihrer Auswahl sollten wir die Tendenz zur Akkumulation von Umweltgiften berücksichtigen und möglichst unbelastete Produkte aus ökologischem Anbau wählen. Ebenfalls dichte Nahrungsmittel sind Milch und Milchprodukte, besonders diejenigen, die viel Milcheiweiß enthalten wie Käse oder Quark. Alle Milchprodukte sind in ihrer Schwingung vor allem deshalb heruntergedimmt, weil sie durch ihren eher unglücklichen Werdegang im tierischen Organismus energetisch verdichtet worden sind.

Nullnahrung

Daneben gibt es bei uns – und nahezu allen anderen sogenannten reichen Ländern – Nahrungsmittel, die aus feinstofflich-energetischer Sicht betrachtet schlicht tot sind. Ihre meist industrielle Herstellung, Verarbeitung und Behandlung, die sie in den Zustand gebracht hat, in dem der Mensch sie zu sich nehmen soll, hat auch das letzte Biophoton in ihnen zum Erlöschen gebracht. Die Eigenschwingung dieser Nahrungsmittel geht gegen null. Da mag das Fett in den Tiefkühlpommes[22] zwar noch Kalorien in Form dichtesten Brennwerts liefern, aber eine lichtvolle, feinstoffliche Stärkung ist mit solcherart behandelten Kartoffeln nicht mehr möglich.

Zu derartigen energetisch toten Nahrungsmitteln gehören neben den Fritten vor allem auch Tiefkühlfertigprodukte wie Pizzen, Baguettes etc.

Wer sich schon mehr auf den Energiegehalt seiner Nahrung hin sensibilisiert hat, wird vielleicht erspüren oder »sehen« können, welche Nahrungsmittel so gut wie kein Prana enthalten, also kaum noch »leuchten«. Vor allem bei Fertigprodukten sollten wir genauer hinschauen, was wir damit zu uns nehmen, und eben auch, ob darin überhaupt noch Licht enthalten ist.

Die eine oder andere Nullnahrung dieses Typs mag sich ein sehr gesunder Mensch – so er überhaupt das Bedürfnis danach verspürt – »leisten« können. Er wird nach der fettigen Mahlzeit einen deutlichen Energieabfall spüren: je nach Grundkonstitution eine rapide einsetzende umfassende Müdigkeit, die schon »energetisch komatöse« Formen annehmen und weder durch Sauerstoffzufuhr noch durch das Trinken von reichlich Wasser gemildert werden kann, obwohl eine Flüssigkeitsaufnahme jetzt energetisch sehr hilfreich wäre. Alle Energie muss zum Verdauen aufgebracht werden. Die eigene steht nun nicht mehr für den klaren Geist, die Aufrechterhaltung des klaren Licht- und Prana-Flusses sowie geschmeidige Bewegungsabläufe zur Verfügung. Das Nahrungsmittel selbst bringt nichts Stärkendes mit sich. Deshalb muss für seine Verdauung alle Kraft und Energie vom eigenen Organismus zugeschossen werden. Eigentlich handelt es sich bei diesem Vorgang auch nicht um ein physiologisches Aufschließen von Nährstoffen, sondern nur um eine möglichst rasche Bearbeitung und Verbrennung zur schnellstmöglichen Ausscheidung.

Wer solche Nullnahrung zu sich genommen hat, wird zum Ausgleich seines Energieabfalls konzentrierte Kraft und Energie beispielsweise in Form verstärkter Meditation aufbringen müssen, um sich wieder ins feinstoffliche Lot zu bringen.

Die Frage, ob sich dieser Aufwand für den möglicherweise kurzen und zweifelhaften Genuss oder die vermeintlich schnelle Mahlzeit überhaupt lohnt, muss sich natürlich jeder selbst stellen und beantworten.

Energieräuber

Schließlich gibt es auch noch Nahrungsmittel, die tatsächlich kleinere, manchmal jedoch auch bedrohlich große Energieräuber sind – vor allem viele der sogenannten Genussmittel. Statt unserem Körper Energie und Kraft zu liefern, rauben sie ihm diese sogar. Über den eigentlichen Verdauungsprozess hinaus, teils auf physischer, vor allem jedoch auf feinstofflicher Ebene, ziehen sie regelrecht Energie, »Saft«, aus unserer Aura ab. Häufig wird die umhüllende Schutzschicht der Aura sogar so in Mitleidenschaft gezogen, dass sie regelrecht undicht wird und »leckt«. Über solche Löcher oder Lecks in der Aura verlieren wir auch dann noch Energie, wenn wir schon gar nicht mehr an das Nahrungs- oder Genussmittel denken, wenn es unseren Körper längst passiert hat.

Was wahrscheinlich den meisten sogleich einleuchtet, ist, dass alle Arten von *Drogen* zu solchen Energieräubern gehören: Alkohol, Zigaretten und die übrigen Tabakwaren sowie die meisten anderen, üblicherweise rasch in Abhängigkeit führenden Rauschmittel. Diese Rauschmittel (auch Zigaretten gehören dazu, ich habe selbst geraucht!) schlagen regelrechte Löcher in die Aura und führen zu einem kontinuierlichen Energieverlust. Aus den Lecks tritt stets Energie aus, und was noch dazukommt: Durch die Löcher in der Aura kann fast alles, was uns begegnet, nahezu ungehindert in sie eindringen. Es kann uns erheblich zu nahe kommen und gegebenenfalls zusätzlich beeinträchtigen oder schaden. Das kann die Aura eines jeden Gegenübers sein, das kann die bewusst oder unbewusst abgeschickte Energie in Form von Worten, Bildern oder Gedanken eines Menschen sein oder auch dunkle Energien oder Wesenheiten, die sich bei uns anhaften und regelrecht die Restenergien aufsaugen. Dann führt unser nachlässiger Umgang mit unserem Energiehaushalt, unserem eigenen Leben, meist rasch zu einem Kreislauf aus Schwächung, Betäubung, Zusammenreißen und wieder Schwächung, der uns im Extremfall nur noch als leere irdische Hülle zurücklässt – wie es bei schwer Drogenabhängigen der Fall ist.

Ein weiterer, häufig unterschätzter Energieräuber ist der weiße *Zucker*. Vor allem für Menschen mit einer Suchtstruktur, die sich nicht nach einem Stück Schokolade oder einem Keks gelassen wieder ihrer eigentlichen aktuellen Aufgabe zuwenden können, ist Zucker ein großer Verführer.

Probieren Sie es einmal aus, für drei Tage konsequent keinen Weißzucker zu sich zu nehmen. Sie werden mit hoher Wahrscheinlichkeit die wunderbare Erfahrung machen, dass Sie den ganzen Tag über Energie und Kraft zur Verfügung haben. Gegen Nachmittag werden Sie sich vielleicht wundern, dass es schon so spät ist und Sie noch gar nicht Ihre mittäglichen Müdigkeitsattacken in Form von Gähnen, Stöhnen und Denkblockaden haben überwinden – oder besser: aushalten – müssen. Und am Ende des Tages können Sie sicherlich feststellen, dass Ihr vermeintlicher Biorhythmus nicht zwangsläufig etwa am späten Vormittag, am späten Mittag und vielleicht noch am frühen Abend ein energetisches Tief hatte. Am zweiten und dritten Tag dieses kleinen Selbstversuchs wird sich die Erfahrung bewahrheiten – natürlich nur, wenn Sie nicht »schummeln«.

Bei einer anderen Kategorie der Energieräuber wird es etwas komplizierter. Hierbei handelt es sich in aller Regel um Nahrungs- und Genussmittel, die aufgrund unserer jeweiligen individuellen Konstitution für uns abträglich sind.

So können manche Menschen Schokolade essen, ohne dass ihr physischer oder feinstofflicher Körper mit einem drastischen Energieabfall reagiert, während andere nach dem Genuss dieser Süßigkeit in den oben beschriebenen Zustand gravierenden Energieverlusts – sozusagen eines »energetischen Zuckerkomas« – geraten. Was den einen enorm schwächt, kann dem anderen tatsächlich Kraft bringen. Was in dem einen seine Suchtstruktur bedient, kann dem anderen sogar behilflich sein, auf seinen Weg und in die Kraft zu kommen.

Dementsprechend gibt es für jene Gruppe der Energieräuber kaum allgemein, also für jeden gültige Hinweise, sondern an dieser Stelle lediglich Anhaltspunkte, welche Nahrungsmittelkategorien unter diesem Aspekt beachtet werden sollten. Zunächst sind das alle Lebensmittel, die bei uns eine Art Suchtverhalten auslösen können: Wir essen etwas davon und mögen dann nicht mehr damit aufhören. Das Spektrum reicht hier von Süßigkeiten jeglicher Art (Schokolade, Kuchen, Eiscreme) über Kartoffelchips und Maisnachos bis hin zu gesalzenen Erdnüssen und Mischungen wie Studentenfutter usw.

Bei anderen Menschen sind es aber beispielsweise auch bestimmte Obstsorten, die eine fast unstillbare Gier auslösen können. Und das ist der entscheidende und allgemein für jeden gültige Erkennungsfaktor für diese Form der Energieräuber: Sie lösen bei uns eine Gier nach ihnen aus. Erst einmal in Kontakt gekommen, wollen wir mehr und mehr davon und können das in Gang gesetzte Verlangen kaum noch beherrschen. Häufig kehrt erst dann wieder Ruhe bei uns ein und die Möglichkeit, sich wieder anderen, unseren eigentlichen Lebensinhalten zuzuwenden, wenn das Nahrungsmittel aufgegessen ist oder uns von der Übermenge übel geworden ist.

Diese Energieräuber kann jeder, der es möchte, nur in einer ganz persönlichen Kategorie erfassen. Wir wissen meist selbst sehr genau, welche Nahrungsmittel bei uns in unsere konstitutionelle Schwäche fallen können. Am besten sind wir sehr achtsam und beherrscht im Umgang mit ihnen. Können wir unseren persönlichen Suchtmitteln nicht standhalten, helfen wir uns beispielsweise damit, dass wir sie erst gar nicht einkaufen. Das ist dann nur eine einzige Entscheidung. Haben wir unseren Suchtstoff im Haus, müssen wir laufend neue Entscheidungen treffen, ihm zu widerstehen oder nachzugeben.

Wir werden aber auch immer weniger abhängig von solchen Süchten, je weiter wir in unserer Mitte angelangt sind, je beherzter und intensiver wir uns auf unseren spirituellen Weg begeben haben und je mehr wir uns in jedem Augenblick für das Licht, für das Göttliche entscheiden.

Kategorien für lichtvolle Nahrungsmittel

Die Wirkung unserer verschiedenen Nahrungsmittel auf unsere feinstofflichen Ebenen lässt sich noch wesentlich detaillierter beschreiben. Je nach ihrer eigenen Schwingungshöhe, ihrem eigenen Lichtgehalt, je nach der Qualität des in ihnen enthaltenen Pranas entfalten die verschiedenen Obst-, Gemüse- und Getreidesorten, die verschiedenen Tees und Gewürze ihre Wirkung auf unterschiedlichen Ebenen unseres physischen Körpers und unserer feinstofflichen Ebenen.

Erdende Nahrungsmittel

Beim spirituellen Wachstum ist eine gesunde Bodenhaftung für die vielfältigen Entwicklungsschritte auf den unterschiedlichsten Ebenen sehr wichtig. Vor allem unter dem Aspekt, für die Erde und ihr Leben – respektive derzeit auch *Über*leben – hilfreich zu sein, ist Verstehen und Handeln auf irdischer Ebene sehr entscheidend.

Beim Dienst für die Belange der Erde reicht es für die meisten nicht aus, sich stundenlang zur Meditation zurückzuziehen – es sei denn, der Mensch hat den persönlichen Auftrag dazu bekommen und übernommen. Doch das ist die Ausnahme und fällt wenigen Mönchen oder Auserwählten zu.

In der Regel heißt spirituelles Wachstum oder spirituelle

Arbeit, das Licht, die lichtvolle Energie Prana tatsächlich in den Alltag zu bringen. Wir holen und halten das Licht auf der Erde, indem wir unseren Tag in Wertschätzung für alles Leben gestalten. Und das heißt eben nicht, dass wir uns nur ins Gebet oder die Kontemplation versenken sollen, wenn uns Ungerechtigkeiten oder Grausamkeiten, wenn uns körperliche oder seelische Not, wenn uns Armut oder Elend begegnen. Wir sind handelnde Wesen. Dementsprechend ist auch in erster Linie das Tun unser Auftrag auf diesem wunderschönen blauen Planeten.

Wird beispielsweise der Hund in der Nachbarwohnung geschlagen und nur zweimal am Tag gerade ein paar Minuten zur Erledigung seiner Geschäfte ausgeführt, reicht es häufig nicht aus, »nur« für ihn zu beten. Dann müssen die Halter des Tieres auf den Missstand angesprochen, vielleicht Lösungen wie ein Hundesitter vorgeschlagen und gegebenenfalls auch der Tierschutzverein hinzugezogen werden. Die Mitverantwortung für unsere Geschöpfe erfordert von uns immer wieder ein Handeln oder gar Eingreifen. Und gar nicht so selten heißt dies auch, sich in einen Konflikt hineinzubegeben.

Und für diesen Auftrag, unsere vorderste menschliche Aufgabe, ist eine gute Erdung nicht nur hilfreich, sondern Voraussetzung. Wenn wir uns beispielsweise gut über regelmäßige Meditationen oder Gebete für das reine kosmische Prana, die göttliche Anbindung öffnen, verschaffen uns erdende Energien die notwendige Bodenhaftung für die lichtvolle Bewältigung unseres Alltags. Neben speziell erdenden Meditationen ist stets auch ein Anteil erdender Nahrungsmittel für diesen energetischen Aspekt hilfreich. Die aufgenommenen und gegebenenfalls durch Meditation verstärkten Erdenergien geben uns die notwendige Kraft für die Handlungsebene unseres Lebens. Je reiner das aufgenommene Erdprana ist, desto klarer und energievoller sind auch unsere irdischen Ausdrucksformen: unsere Wahrnehmung, das Erkennen von Zusammenhängen, unsere Ideen und inneren Haltungen, unsere Worte und Taten.

So hilft erdende Nahrung beispielsweise auch, in Konfliktsituationen angemessene Ruhe und Gelassenheit zu bewahren. Diese Haltungen sind die Voraussetzung für Klarheit und vom Herzen – und nicht aus Bildern im Kopf – ausgehendes Mitgefühl. Besonders beim aufbrausenden oder gar cholerischen Typus, der sich schnell über alles aufregt (was im Grunde nichts anderes ist als ein Hadern mit Gott), unterstützt erdende Nahrung den ruhenden Gegenpol. Und Menschen, die sich allzu gern in feinstoffliche Sphären verlieren, verschafft eine erdende Nahrung eine gesunde Bodenhaftung – voller Schwingungen, Energie und Taten.

Die reinste Erdschwingung haben Pilze. Das ist darauf zurückzuführen, dass die Pilzhyphen, die sich in der Erde verzweigen, besonders fein und wasserhaltig sind. Wir haben schon gesagt, dass diese feinen Fäden unter der Erde den größten Teil des Organismus eines Pilzes ausmachen. Die für uns sichtbaren Hutpilze schießen sehr schnell hervor, meist innerhalb von Stunden oder wenigen Tagen. Die Hyphen nehmen die Erdschwingung quasi eins zu eins auf und geben die Energie unverändert an die Fruchtkörper weiter.

Das Prana unserer Speisepilze ist sogar etwas höher schwingend als das von anderen Nahrungsmitteln, deren essbare Teile ausschließlich in der Erde wachsen, wie beispielsweise Kartoffeln, Rote Bete oder Möhren. Bei ihnen kann man sich vorstellen, dass sich die aufgenommene Energie in etwa wie »einen Ton tiefer« als die reine Erdschwingung verhält – Pilze hingegen schwingen etwa »einen Ton höher«. Die klassischen Erdfrüchte haben das Erdprana in ihrer Knolle bereits heruntertransformiert, verdichtet. Sie schmecken meistens etwas süßlich, was auch ihre Zuordnung innerhalb der traditionellen Medizin- und Ernährungssysteme zum ayurvedischen Dosha Kapha und zur chinesischen Wandlungsphase Erde unterstreicht. In Maßen genossen, stärken die klassischen Erdfrüchte diese Energiesysteme.

Die wichtigsten, bei uns erhältlichen erdenden Nahrungsmittel sind Wurzel- und Knollengemüse wie Karotten, Kartoffeln, Knollensellerie, Kohlrabi, Rote Bete, Schwarzwurzeln, alle Speiserüben, Steckrüben, Pastinaken, Petersilienwurzeln, Rettich und Radieschen. Sie dimmen unser Energieniveau ein wenig auf irdische Dimensionen herunter. Sie machen uns im Rahmen unserer spirituellen Entwicklung kompatibler mit den irdisch-alltäglichen Anforderungen.

Speisepilze hingegen arbeiten auf einem höheren energetischen Niveau, fast ausschließlich feinstofflich. Sie erhöhen unsere Schwingung, und zwar diejenige, die unmittelbar in Resonanz mit der Erdschwingung steht. Pranareiche Pilze erhöhen sozusagen auf einer tiefen Tonlage die Schwingung unseres Lichtkörpers. Damit schaffen sie eine gute Grundlage für die Erhöhung unserer Energie und bereichern unsere stabile Basis. Die Pilzenergie verschafft uns eine feinstoffliche Erdung, ein Fundament für unseren Lichtkörperprozess.

Der physische Anteil von Speisepilzen ist übrigens besonders für bereits sehr lichtdurchströmte Menschen oft nicht leicht zu verdauen. Es ist, als ob der Pilzkörper, nachdem er sein Prana abgegeben hat, nur noch aus einem Gerüst bestünde, dem festen Netzwerk, das zuvor notwendig war, um das Licht in seiner so reinen Form aufzunehmen und zu halten. Diese sehr starre Struktur steht ein wenig im Widerspruch zur hochschwingenden Energie. Und obwohl der Magen-Darm-Trakt mancher Menschen recht schwer an Pilzen zu arbeiten hat, sollten sie hin und wieder und in Maßen diese energiereichen Lichtträger zu sich nehmen. Geliefert wird dieses Prana von Freilandpilzen, die tatsächlich in und auf der Erde gestanden haben, nicht jedoch von den Kulturchampignons aus dem Supermarktregal. Auch hier gilt es, sich über die einzelnen Sorten kundig zu machen.

Öffnende Nahrungsmittel

Zur Gruppe der öffnenden Nahrungsmittel gehören solche, die durch ihre hohe Eigenschwingung und ihren hohen Lichtgehalt eine sehr stark unterstützende Wirkung auf die Öffnung unserer Chakren und die Weitung sowie den Durchfluss unseres Prana-Kanals haben. Je reiner und naturbelassener diese Nahrungsmittel sind, umso mehr verstärken sie unsere bereits erreichte eigene Schwingung. Sie bringen regelrecht feinstoffliches Leben in unsere Systeme. Und zwar wirken sie direkt auf unseren feinenergetischen Körper ein und unterstützen und verstärken seine Schwingung und sein Prana. Über unsere derart gestärkte Aura wird rückwirkend auch unser physischer Körper genährt und gestärkt.

Wohl am stärksten vertreten Nüsse diesen öffnenden und weitenden Effekt, und zwar solche, die hoch oben auf Bäumen und Sträuchern wachsen und dort der Sonne und dem Kosmos entgegengestreckt werden. Sie gehören zu den lichtvollsten und am höchsten schwingenden Nahrungsmitteln.

Sie sollten sich einmal die Zeit und Muße nehmen, um zu versuchen, sich die Aura und die Lichtabstrahlung von Nüssen anzuschauen – am besten vor einem einfarbigen Hintergrund. Dazu können Sie sich wieder vom Kapitel »Meditative Übung: Das Licht der Nahrung« gegen Ende des Buches inspirieren lassen. Sie werden sich über ihre lichte Kraft wundern und freuen. Dabei handelt es sich übrigens weniger um die Freisetzung von Biophotonen, denn Nüsse sind keine besonders zellreichen Pflanzenteile, sondern eher Speicherorgane für Pflanzennährstoffe, vor allem für fette Öle. Da nur relativ wenige Zellen in Nüssen vorhanden sind, gibt es in ihnen auch nur verhältnismäßig wenige Spiralmoleküle in Form von DNA, in denen sich die Biophotonen ansammeln könnten.

Das Licht in Nüssen ist eine noch deutlich höhere, reinere Kategorie. Ich habe keine Vorstellung davon, geschweige denn weiß ich, wie dieses reine Prana dort hineinkommt und gespeichert wird. Doch man kann es sehen – es ist da und stellt sich uns mit dem Nahrungsmittel direkt zur Verfügung.

Die starke energetische Wirkung dieser Lebensmittelgruppe

ersetzt selbstverständlich nicht unsere eigene Lichtarbeit. Ich kann also nicht eine Schale Nüsse essen, statt meine Meditation zu praktizieren. Auf der lichten feinstofflichen Ebene können uns auch noch so hoch schwingende Nahrungsmittel stets nur in unserem Prozess unterstützen. Wir dürfen nicht vergessen, dass sie zu Materie verdichtet sind, selbst wenn sie hoch schwingen und viel Licht enthalten.

Unsere Ernährungswissenschaften schreiben Nüssen durch ihren hohen Gehalt an mehrfach ungesättigten Fettsäuren eine Senkung des Cholesterinspiegels im Blut zu, außerdem eine Stabilisierung des Zuckerwerts sowie eine Unterstützung der Blutgefäße. Also wirken Nüsse bereits auf physischer Ebene gesundheitsfördernd auf Herz und Kreislauf.

Auch auf feinstofflicher Ebene wirken Nüsse hauptsächlich auf das Herz ein, und zwar auf das gesamte Energiesystem, das damit zusammenhängt. Über die reine Herzenergie stärken sie explizit die geistigen Fähigkeiten. Die alten Chinesen sagten auch, dass *Shen*, der Geist, im Herzen wohnt. Wer sich in Lebensabschnitten mit starker geistiger Anspannung wie beispielsweise anstehenden Prüfungen, dem Verfassen von schriftlichen Arbeiten, Bewerbungen oder kreativen beruflichen oder privaten Herausforderungen befindet, dem hilft der tägliche Verzehr einer Handvoll Nüsse bei seiner mentalen Konzentration. Diese lichtvollen Früchte unterstützen zum einen die geistige Klarheit und die Fokussierung des Verstandes auf einen Aspekt hin. Nüsse erzielen diesen Effekt, indem sie auf feinstofflicher Ebene ihre klare, hohe Schwingung besonders stark in den Mentalkörper einströmen lassen.

Zum anderen stellen sie dieser dritten Auraschicht ihren hohen Gehalt an sehr reinem Licht zur Verfügung. Darüber hinaus erden sie den Emotionalkörper und bringen ihn in seine Mitte, wirken also stabilisierend auf die zweite Auraschicht ein.

Nüsse gehören folglich zu den wenigen Lebensmitteln, die sehr unmittelbar über den Ätherkörper hinaus ihre energetische Wirkung entfalten. Sie sind daher als regelmäßige Nahrung für die Unterstützung unserer spirituellen Entwicklung, die Erweiterung und Ausdehnung unseres Lichtkörpers, außerordentlich hilfreich. Doch wie gesagt: Sie ersetzen nicht die eigene spirituelle Arbeit. Niemand kann allein durch eine »Nussdiät« zur »Erleuchtung« gelangen. Kern unseres Wesens bleibt bei noch so lichtvoller und hoch schwingender Prana-Ernährung stets unser Bewusstsein, das Zusammenspiel von Herz und Verstand, aus dem heraus wir unsere Entscheidungen treffen.

Echte Nüsse sind aus biologischer Sicht lediglich Hasel-, Macadamianüsse, Esskastanien oder Maronen und nach neueren Erkenntnissen auch Walnüsse. Mandeln, Pistazien, Cashew-, Para-, Pekannüsse und auch Kokos- und Muskatnuss sind zwar keine Nüsse, sondern Steinfrüchte, aber dennoch ist ihre energetische Wirkung mit denen der Nüsse nahezu identisch.

Die Erdnuss fällt aus beiden Gruppen heraus, sie ist im botanischen Sinne eine Hülsenfrucht wie etwa die Erbse. Der englische Name für Erdnuss, *peanut*, kennzeichnet deutlicher ihre Familienzugehörigkeit zu den Schmetterlingsblütlern: »Erbsennuss«. Wenn die Blüten der krautigen Erdnusspflanze bestäubt worden sind, folgt ein verblüffender Wachstumsprozess: Die Fruchtknoten, die sich vorher an ihren langen Blütenstielen hoch der Sonne entgegenstreckten, krümmen sich, wachsen auf den Erdboden zu und drücken sich 5 bis 8 Zentimeter in das Erdreich hinein. In der Erde reift dann die eigentliche Erdnuss. Dieser eigentümliche Werdegang der nussartigen Früchte erklärt, warum sie energetisch weder zu den rein öffnenden noch zu den rein erdenden Nahrungsmitteln gehören. Ihre energetische Stärke ist die Verbindung zwischen oben und unten: zwischen der Öffnung nach oben und einer guten Erdung, zwischen dem Yang (Himmel) und dem Yin (Erde) als dem traditionell chinesisch-taoistischen Prinzip.

Mangold, der übrigens nah verwandt ist mit der Zucker- und der Futterrübe, ist ein sehr lichtvolles, pranahaltiges Gemüse. Auch andere milde Blattgemüse wie Spinat zählen zu dieser hochschwingenden lichtvollen Kategorie.

Ähnlich, aber etwas weniger ausgeprägt ist die energetisch öffnende Wirkung von grünen und rotgrünen Blattsalaten, allerdings nicht den bitteren Sorten wie Radicchio, deren zusammenziehender Effekt überwiegt. Auch viele Obstsorten, vor allem wenn sie nicht eine stark ausgeprägte Geschmacksrichtung wie stark süß oder sauer haben, tragen zur Öffnung unserer Energiesysteme bei: milde Äpfel, Himbeeren, eine gerade reife Ananas, deren süßsaurer Geschmack ausgewogen ist, oder der Granatapfel. Und auch Kamut, eine alte, sehr eiweißreiche Weizensorte, hat eine leicht öffnende Energiewirkung.

Zusammenziehende Nahrungsmittel

Zusammenziehende Nahrungsmittel enthalten vor allem Bitterstoffe. Aus chemischer Sicht gehören beispielsweise schwefel- und stickstoffhaltige Senfölglykoside zu solchen Bitterstoffen. Sie geben Nahrungsmitteln wie Rettich, Senf, Kresse und Kohl den etwas bitteren Geschmack. Allerdings müssen die zusammenziehenden Nahrungsmittel nicht immer ausgesprochen bitter schmecken. Die ebenfalls meist bitteren Saponine kommen besonders reichlich in nährstoffreichem Gewebe wie Wurzeln, Knollen, Blättern, Blüten und Samen vor.

Wir nehmen diesen zusammenziehenden Nahrungsmitteleffekt vor allem mit Sojabohnen (also auch Tofu und Sojaprodukten), Erbsen, Spinat, Tomaten, Artischocken, Kartoffeln (als Solanin), Esskastanien, Heidelbeeren und Knoblauch sowie mit herben und bitteren Salatsorten wie Eisberg- und Endiviensalat, Chicorée, Radicchio und Rucola sowie herben Wildsalaten wie Hirschhornwegerich, Beta-Salat, Picanto-Salat oder Mizuna-Rübstiel auf. Tofu hat allerdings aufgrund seiner Herstellungsart über Fermentierungsschritte nur einen mild zusammenziehenden Effekt. Bei reinen Sojaprodukten wie Sojagranulat ist die zusammenziehende Wirkung wesentlich stärker.

Darüber hinaus sind Saponine wirksame Bestandteile von vielen Kräutern, die ja häufig auch einen bitteren Geschmack aufweisen, und von schwarzem und grünem Tee sowie vielen Kräutertees aus Eisenkraut (Verbena), Brennnessel, Brombeer- oder Himbeerblättern.

Früher waren unsere einheimischen Gemüse wesentlich reicher an Bitterstoffen. Aus den meisten heute erhältlichen Sorten ist zugunsten eines angenehmeren und gefälligeren, süßeren Geschmacks der Großteil der Bitterstoffe herausgezüchtet worden. Wer kann sich noch an bittere Gurken, Möhren oder Auberginen erinnern? Und heute haben sogar die bitteren Salatklassiker wie Chicorée und Radicchio einen recht süßen Geschmack, der bei manchen Sorten die bittere Hauptnote sogar überlagern kann. Durch den süßen Geschmack wird noch dazu eine natürliche Essbremse ausgeschaltet, denn zum einen weckt er Lust auf mehr, zum anderen ist die zusammenziehende und damit Energie haltende Wirkung vermindert.

Daneben spielen vor allem in der Pflanzenheilkunde noch die Gerbstoffe eine große Rolle, wenn ein zusammenziehender Effekt gewünscht wird. Sie sind beispielsweise in Heidelbeeren, Schwarzen Johannisbeeren, Brombeeren, Wacholderbeeren, Holunderbeeren, Schlehen, Sanddorn, Hagebutten, Esskastanien und Pfefferminzblättern, aber auch Kräutern und Gewürzen wie Salbei, Rosmarin, Majoran und Kümmel reichlich zu finden, ebenso in dem traditionell zusammenziehenden chinesischen Pflanzenheilmittel Ginseng, der mitunter menschenähnlich aussehenden Wurzel eines asiatischen Araliengewächses.

Auch Nahrungsmittel mit einer reinen Schärfe wie Chili haben eine solch energetisch zusammenziehende Wirkung. Und Grünkern sowie Gerste zählen zu den Getreidesorten dieser Kategorie. Grünkern ist das unreif geerntete und noch in diesem Zustand geröstete Korn des Dinkels, einer alten Weizensorte.

Im Körper steigern die zusammenziehenden bitteren Inhaltsstoffe unserer Nahrung die Bildung und Freisetzung von Magen- und Gallensäften und wirken damit appetitanregend und verdauungsfördernd. Außerdem wird die Hormonabgabe ins Blut angeregt und generell der Zellstoffwechsel stimuliert. In richtiger Dosierung wirken Bitter- und Gerbstoffe zudem entzündungshemmend und keimabtötend (desinfizierend). Und letztlich wird durch ihren zusammenziehenden Effekt, durch die energetische Fokussierung auf die Körpermitte, die Skelettmuskulatur entspannt, also unsere Körperperipherie. Nicht zu unterschätzen ist allerdings auch ihre austrocknende Wirkung – daher sind sie stets maßvoll einzusetzen.

Auf feinenergetischer Ebene bewirken die zusammenziehenden Nahrungsmittel, dass wir die aufgenommene Lichtenergie in unserer Aura und in unserem Lichtkörper auch zu halten vermögen. Vom Bild her können wir uns vorstellen, dass die Hohlraumstrukturen in unseren Zellen wie die riesigen DNA-Moleküle durch die energetischen Wirkkräfte in diesen Nahrungsmitteln tatsächlich etwas zusammengezogen werden. Durch jene minimale Verdichtung auf der Schnittstelle zwischen physischem und feinstofflichem Körper werden die dort angesammelten Biophotonen stabilisiert, und damit wird die Basis für einen stabilen Lichtkörper geschaffen.

Nehmen wir sehr viele zusammenziehende Nahrungsmittel zu uns, wirken wir wie in einem Ungleichgewicht sowohl dem körperlichen als auch dem feinstofflichen Aspekt des Loslassens und Ausscheidens diametral entgegen. Dadurch vermindern wir die Ausscheidung unserer physischen Stoffwechsel- und unserer feinstofflichen Transformationsschlacken. Vor allem während einer grundlegenden Entschlackung und Entgiftung – etwa im Rahmen unseres Lichtkörperprozesses – sollten wir bittere und zusammenziehende Nahrungsmittel nur in ausgewogenen Mengen zu uns nehmen. Damit ist beispielsweise gemeint, dass wir ein kleines Glas frischgepressten Grapefruitsaft trinken und es dabei bewenden lassen, auch wenn wir nach einem weiteren Glas lechzen, da uns das Getränk so gut schmeckt. Wir sollten zusammenziehende Nahrungsmittel aber auch in solchen Lebensphasen verzehren, da sie uns ja helfen, Energie zu halten.

Wenn wir übermäßig viele Bitterstoffe mit unserer Nahrung zu uns nehmen, kann sich aus dem kraftgebenden »Energiehalten« ein starres Festhalten entwickeln. Falls wir diesen zusammenziehenden Effekt sozusagen »bis zum Anschlag« ausreizen, erstarren wir – und zwar sowohl auf körperlicher als auch auf emotionaler und feinstofflicher Ebene.

Menschen mit aus psychologischer Sicht zwanghafter Struktur bevorzugen häufig Nahrungsmittel aus dieser Kategorie. Sie neigen dazu, ihren erstarrenden physischen und energetischen Körper sowie ihr zwecks Überkontrolle alles in ihr Raster zwingendes Lebens- und Handlungsmuster noch zusätzlich mit zu viel bitterer Nahrung festzuschreiben. Sie halten sich damit in ihrem starren und in sich verschlossenen Lebensgefühl und Energiezustand.

Reinigende Nahrungsmittel

Zu den reinigenden Nahrungsmitteln zählen solche, die das, was in unserem Organismus nichts oder nichts mehr zu suchen hat, abbauen und ausscheiden, teilweise auch transformieren – und zwar meist sowohl auf der physischen Stoffwechselebene als auch auf der energetisch-feinstofflichen.

Diese Nahrungsmittel unterstützen vor allem unseren grobstofflichen, aber auch unseren feinstofflichen Körper bei der Neutralisierung, dem Abtransport und der Ausscheidung von Stoffwechselschlacken, Ablagerungen oder Giftstoffen, die – meist über Jahre hinweg – durch eine einseitige oder für den Konstitutionstyp ungünstige und daher belastende Ernährungsweise entstanden sind.

Viele dieser »Altlasten« haben sich in den Ausbuchtungen unseres Darms angesammelt, vor allem wenn wir zum eher festhaltenden Typ gehören, der auf Anspannung oder Konflikte zunächst mit Verstopfung und nicht mit Durchfall reagiert. Derartige Ablagerungen in den Darmkavernen können sogar regelrecht verkrustet sein. Sie verschließen die resorbierende Oberfläche des Darms, die Darmschleimhaut, sodass die Aufnahme von Nährstoffen sowie die Rückresorption von Wasser beeinträchtigt wird. In solchen Fällen kann ein Vitamin- und Mineralstoffmangel entstehen, selbst wenn wir uns ganz gesund ernähren mögen. Hinzutreten kann durch den unzureichenden Rückhalt des Wassers eine oftmals gar nicht bemerkte innere Austrocknung.

Auf physischer Ebene kommt noch die Reinigung bis auf Zellniveau sowie der Zellzwischenräume dazu (Interzellularraum oder interzelluläre Matrix). Reinigende Nahrungsmittel enthalten alle mehr oder weniger große Mengen an ätherischen Ölen. Man kann sich vielleicht bildlich vorstellen, dass Knoblauch mit seinem antibakteriell wirkenden Allicin[23] gelöst in ätherischem Öl nicht nur durch den Magen und den Darm fegt, sondern auch durch die Zellen und ihr Bindegewebe. Ätherische Öle sind flüchtige Öle. Als fettlösliche Stoffe lösen sie vor allem die sehr hartnäckigen fetthaltigen Schlacken aus allen Ecken und Nischen unseres Körpers, damit sie ausgeschieden werden können. Diese Abgabe findet übrigens nicht nur über den Darm statt, sondern auch zu einem sehr großen Teil über die Haut. Daher sollten Sie sich nicht wundern, wenn Sie im Zuge eines Reinigungsprozesses unreine Haut bekommen, dass – auf gut Deutsch – vermehrt die Pickel sprießen.

Bei diesen Reinigungsprozessen helfen vor allem Nahrungsmittel mit einem kräftigen und sehr tief reichenden Aroma. Sie sollen also nicht nur oberflächlich intensiv schmecken oder vielleicht auch scharf sein, sondern ihre Geschmacksintensität tief in sich tragen, sodass sie diese Qualitäten auch noch in unserem Verdauungstrakt entfalten. Allerdings sollten diese Lebensmittel nicht so scharf sein, dass sie zusammenziehen, wie es beispielsweise Chili tut. Denn der gewünschte Effekt ist ja nicht das Halten, sondern das Herauslösen, das Loslassen und das Ausscheiden.

Zu den Nahrungsmitteln mit der stärksten reinigenden und ausscheidenden Wirkung gehören unbedingt Ingwer und Knoblauch. Für wen sie bekömmlich ist, erfüllt auch (Pfeffer)-

minze diese Aufgabe. Minze hat den Vorteil, dass sie energetisch kühl ist und den Körper somit nicht wie Ingwer und Knoblauch aufheizt.

In etwas milderer Variante sind auch Fenchel, Anis, Kamille, Bärlauch, Wacholderbeeren, Zimt, Kümmel, frische Korianderblätter (Cilantro) und fast alle einheimischen und mediterranen Kräuter, vor allem als frische Variante, beim Reinigungsprozess hilfreich: Petersilie, Schnittlauch, Dill, Liebstöckel, Brunnenkresse, Bohnenkraut, Basilikum, Thymian, Majoran, Oregano, Rosmarin, Salbei – sowie rohe Zwiebeln. Als Obstsorten haben besonders Schwarze Johannisbeeren, Holunderbeeren, Brombeeren eine solch reinigende und ausschwemmende Wirkung, in sehr milder Variante auch frische Feigen.

Die sanft reinigenden Nahrungsmittel sind vielleicht vergleichbar mit einem Besen, der mit sehr weichen Borsten reinigt, während Ingwer und Knoblauch eher die Wirkung eines kräftigen, robusten Straßenbesens haben.

Wer sich in einem tiefen Reinigungsprozess befindet, kann durch einen Einlauf, bei dem der Enddarm mit Wasser durchgespült wird, die Entfernung alter Schlackenreste aus dem Darm unterstützen.

Für einen Einlauf benötigt man nur ein etwa einen Liter Wasser fassendes Gefäß mit einem tief liegenden Ausgang für einen flexiblen Schlauch. Der Schlauch wiederum endet in einen leicht konisch zulaufenden Einführstutzen. Er ist über eine Vorrichtung rasch zu öffnen und zu schließen. Ein solcher Einlaufsatz ist auch in Apotheken erhältlich. Das Gefäß wird mit Wasser gefüllt und hochgestellt oder -gehängt. Man legt sich auf ein Handtuch und führt den mit Vaseline eingefetteten Stutzen etwa 10 bis 15 Zentimeter tief in den Enddarm ein und öffnet dann den Zulauf. Durch die Schwerkraft wird das Wasser in den Darm gedrückt. Es sollte dort so lange verbleiben wie möglich, damit es auch die alten Verkrustungen auflösen kann. Anschließend erfolgt die Darmentleerung auf der Toilette. Dem darmspülenden Wasser kann Salz, gegebenenfalls auch etwas Minze oder Kamille zugefügt werden, um den reinigenden Effekt zu verstärken.

Eine weitere einfache Methode, die Reinigung und Ausscheidung zu unterstützen, ist der morgendliche Genuss stark verdünnten Apfelessigs: Je nach Geschmacksempfinden und individuellem Bedürfnis werden ein bis drei Esslöffel Bio-Apfelessig mit 300 Milliliter, möglichst aber einem halben Liter Wasser verdünnt und nüchtern getrunken. Wem auch diese hohe Verdünnung des Essigs noch zu sauer ist, der kann ein wenig Honig hinzufügen. Ich nehme diesen Ausschwemmer kurmäßig für mehrere Wochen hintereinander täglich zu mir. Dann ist mir das erfrischende Morgengetränk ein inneres Bedürfnis. Irgendwann lässt der Schub bei mir nach, und ich pausiere wieder.

Bislang hört sich alles nach einer rein materiell-körperlichen Reinigung an, vorzugsweise des Darmtrakts. Doch die Wirkung dieser Nahrungsmittel reicht erheblich weiter. Die Reinigungskräfte werden auf feinstofflicher Ebene vor allem im Ätherkörper wirksam.

Die Reinigung und Klärung unserer Aura sollten wir möglichst jeden Tag selbst praktizieren. Hilfreich sind dabei neben Meditationen und meist einfachen, aber eindeutigen Übungen die beschriebenen reinigenden Nahrungsmittel. Sie unterstützen den Reinigungsprozess, indem sie wie gesagt speziell auf den Ätherkörper einwirken, also auf die innerste Auraschicht mit der direkten Verbindung zum Wurzelchakra. Vor allem wenn die Pflanzen unter freiem Himmel gewachsen sind, tragen sie viel Licht und Prana in sich. Durch ihren hohen Gehalt an ätherischen Ölen sind ihre energetischen Schwingungen auf eine langsame, aber zugleich kräftige Frequenz heruntergedimmt, ohne dass sie sehr dicht sind. Das ermöglicht den Nahrungsmitteln die sehr tief reichende Reinigung unseres Lichtkörpers.

Auch die Transformationsschlacken, die bei vielen Menschen während ihres spirituellen Entwicklungsprozesses reichlich anfallen, werden von dieser reinigenden Prana-Kraft erfasst und ausgeschwemmt. Es ist daher besonders hilfreich, in der Küche mit reichlich und möglichst frischen Kräutern zu arbeiten.

Wie gesagt: Wundern Sie sich nicht, wenn Sie an manchen Tagen – je nach energetischer Vorbelastung auch über Wochen – fremd und streng riechen. Ihr Schweiß und auch Ihr Urin und Stuhl scheiden dann die gesammelten Altlasten aus. Irgendwo müssen sie ja hin. Im Geruch Ihres Körpers und Ihrer Ausscheidungen können ebenso sehr unangenehme Duftnoten wie sauer, scharf, talgig oder sogar ranzig auftauchen. Freuen Sie sich auch darüber – Sie werden nun los, was Sie nicht mehr brauchen. Das macht Sie energetisch, häufig auch körperlich sehr viel leichter.

Und die Tiefenreinigung in dieser manchmal sehr extremen Form geht irgendwann auch wieder vorüber. Selbstverständlich dauert sie umso länger an, je mehr wir uns mit physischen und feinstofflichen Substanzen und Energien belastet haben. Je nach unserer spirituellen Entwicklungsstufe können auch Altlasten aus vorangegangenen Leben in diesen Reinigungs- und Transformationsprozess einbezogen werden.

All diese Reinigungsvorgänge im Rahmen des Lichtkörperprozesses können sich in solch diffusen Beschwerden wie unerklärlichen und aus schulmedizinischer Sicht befundlosen Glieder-, Muskel- oder Gelenkschmerzen, Kopfdruck, Durchfällen oder partiellen Verstopfungen oder Konzentrationsstörungen äußern. Vor allem die Füße können schmerzen, ohne dass wir eine physische Erklärung dafür finden oder bekommen. Wir spüren jedes einzelne Fußknöchelchen – und hier befindet sich immerhin ein Viertel der etwa 210 Knochen des menschlichen Körpers. Die unzähligen Gelenke fühlen sich wie wund an und schmerzen, gleich, ob wir viel darauf laufen oder ob wir die Füße ruhen lassen.

Das hat unter anderem auch mit der neuen Erdung im Zuge des Lichtkörperprozesses zu tun. Durch unsere höhere Eigenschwingung muss die Anbindung an die Erdenergie, die Erdschwingung, neu einjustiert werden. Das kann – eventuell auch über einen längeren Zeitraum hin – durch die physischen Anpassungsprozesse recht schmerzhaft sein. Und wundern Sie sich auch hier nicht: Bei manchen Menschen endet dieser tiefe Reinigungsprozess darin, dass ihre Füße größer geworden sind, manchmal eine ganze Schuhgröße ...

Alte, längst vergessene Wundnarben können wieder aktiv werden, zu jucken oder sogar zu schmerzen beginnen. Vom Kopf bis zu den Füßen können juckende Hautausschläge auftreten. Die Ohren können schmerzen oder kurzzeitige Geräusche wie ein sehr hohes lautes Piepsen aufweisen – nicht zu verwechseln mit einem Tinnitus. Gehör und Sehvermögen können für eine Weile kurzfristig sehr schlecht oder aber auch sehr gut werden. Manche hören auf einmal Stimmen von Menschen, die sich ein paar Straßen weiter unterhalten – bald werden sie wahrscheinlich das lautlose Flüstern ihrer Geistführung, ihrer Schutzengel, ihrer Krafttiere oder sonstiger hilfreicher Wesenheiten aus ihrem feinstofflichen Umfeld hinter dem Schleier hören.

Die Sehkraft kann – manchmal nur stundenweise – nachlassen. Es macht daher keinen Sinn, sich in dieser Zeit eine neue Brille oder andere Sehhilfen zuzulegen. Diese Sehunschärfen können die Nebenwirkung der Öffnung des Dritten Auges sein, die Vorbereitung, mehr hinter die stoffliche Welt zu schauen. Möglicherweise werden Sie bald die Aura von Menschen, Tieren, Bäumen oder auch der Nahrung auf dem Teller vor Ihnen sehen können. Oder auch Ihre Engel, die Sie schon so lange Zeit begleiten, oder andere geistige Wesenheiten.

Alle Sinne öffnen sich für die Wahrnehmungen auf der höheren feinstofflichen Schwingungsebene. Stellen Sie sich vor, dass alles in Wandlung ist. Durch die Zuführung von immer reinerem Licht, von immer höher schwingendem Prana wird auch Ihre Schwingung erhöht – sowohl energetisch-feinstofflich als auch physisch.

Zusätzlich zu einer bewussten Ernährung können vor allem Fuß- oder Vollbäder mit möglichst unbehandeltem Meersalz die Reinigung unterstützen und erleichtern. Das Salz hilft auf körperlicher Ebene durch osmotische Ausspülungen der Stoffwechselschlacken aus Zellen und Zellzwischenräumen. Und auch auf feinstofflicher Ebene, besonders im Bereich des Ätherkörpers, bewirkt das Salzwasser ein Ablösen und Ausschwemmen von Transformationsschlacken. Schauen Sie sich das Wasser nach dem Bad einmal genau an: Nicht nur das Wasser ist grau, auch seine Aura. Das Wasser können Sie nun zur universellen Reinigung wieder seinem natürlichen Kreislauf zuführen. Sie selbst müssten jetzt nicht nur wenigstens einige Ihrer Beschwerden losgeworden, sondern auch geistig klarer sein.

Die reinigenden Nahrungsmittel können zwar manchmal auch zu einer Steigerung oder Verschlimmerung dieser Transformationsbeschwerden führen, aber wir sollten sie nicht ganz weglassen. Vielleicht ist eine Pause angezeigt, bis wir uns wieder erholt haben und in einen neuen tiefen Reinigungszyklus eintreten können. Denn dadurch, dass wir im Zuge unseres spirituellen Entwicklungsprozesses immer mehr Licht aufnehmen, und zwar in erster Linie von oben durch unser Kronenchakra und unseren Prana-Kanal, werden die ganzen dichten Stoffe und Schlacken wie nach unten in unseren Körper gepresst. Daher konzentrieren sich bei vielen – aber nicht bei allen – Menschen die Transformationsbeschwerden in der unteren Körperhälfte.

Spirituelle Entwicklung und Lichtkörperprozess gehen in

der Regel sehr individuelle Wege. Daher sind die Veränderungen, das Tempo, die körperlichen, seelischen und feinstofflichen Symptome von Mensch zu Mensch sehr verschieden. Hören Sie letztlich immer auf Ihre innere Stimme, auf die Resonanz Ihres Herzens, und halten Sie Ihren Energiefluss, Ihren Prana-Kanal und Ihre Aura so klar und rein wie möglich. Und stets können Sie auch um Hilfe bei Ihrer Geistführung, Ihren Schutzengeln, Ihren Krafttieren oder auch bei Gott bitten und beten.

Entgiftende Nahrungsmittel

Entgiftende Nahrungsmittel helfen uns beim Auffinden, Neutralisieren und Ausscheiden von Giftstoffen sowohl in unserem physischen als auch in unserem feinstofflichen Körper. Solche Giftstoffe oder Toxine gelangen zum einen über Lebensmittel oder über Umwelteinflüsse – beispielsweise über die Atemluft oder Hautkontakte – in unseren Körper. Zum anderen entstehen sie aber auch bei der ganz normalen Stoffwechselarbeit unseres Organismus. Und zu guter Letzt fallen sie wieder als Transformationsschlacken bei unserer spirituellen Entwicklung, der Ausweitung und Auffüllung unseres Lichtkörpers an.

Das Spektrum der von uns aufgenommenen Giftstoffe reicht vom Nikotin über Pestizide oder Schwermetalle bis zu Pilzsporen. Viele Gifte haben wir mehr oder weniger bewusst mit unserer Nahrung zu uns genommen: Sei es Blei über stark veraltete Wasserrohre mit unserem Trinkwasser, seien es Pesti-

zide durch den jahrelangen Verzehr von herkömmlich angebauten und manchmal damit relativ stark belasteten Nahrungsmitteln wie Weizenmehl, Maisprodukten, Paprika oder
Weintrauben – um nur einige Lebensmittel zu nennen, die
immer wieder wegen hoher toxischer Werte auffallen.

Vor allem auch konventionell hergestellte Fertigprodukte
(sogenannte Convenience-Foods) enthalten in relativ großen
Mengen solch belastende Stoffe – laut Deklaration und Le-
bensmittelgesetzgebung natürlich stets unterhalb der er-
laubten Grenzwerte. Aber Giftstoffe haben auch in vermeintlich geringen Mengen nichts in unserem Essen zu suchen –
und schon gar nicht wissentlich. Darüber hinaus summieren
sich solche belastenden Stoffe beträchtlich, wenn wir viele
derart kontaminierte Nahrungsmittel zu uns nehmen. Hinzu
kommt meist noch ein von uns Verbrauchern unverstandener
Kanon aus den über 300 derzeit zugelassenen Zusatzstoffen,[24]
die den meisten vorgefertigten Nahrungsmitteln zugefügt
werden.

Und nicht nur denen: Versuchen Sie doch heute einmal, im
Kühlregal Sahne ohne den Zusatzstoff Carrageen zu finden.
Selbst viele Bio-Sahnen enthalten diese Substanz, denn sie ist
gemäß der EG-Öko-Verordnung für die Herstellung von Bio-
Lebensmitteln erlaubt. Das langkettige Polysaccharid (Viel-
fachzucker) Carrageen[25] dient dazu, die Sahne auch bei län-
gerer Standzeit als zähe Flüssigkeit »appetitlich gießfein« zu
erhalten. Normalerweise würde sich nämlich nach einiger
Zeit der fette Schmant oben absetzen. Dieser Zusatzstoff wird
aus Rotalgen hergestellt, die überwiegend in großen Algen-
farmen auf den Philippinen angebaut werden.

Wie schon im Zusammenhang mit den reinigenden Lebensmitteln gesagt wurde, entstehen im Rahmen unseres Lichtkörperprozesses darüber hinaus sogenannte Transformationsschlacken – Verdichtungen unseres feinstofflichen Entwicklungsprozesses. Bildlich können wir uns diesen feinenergetischen Vorgang vielleicht am ehesten folgendermaßen vorstellen: Indem wir immer mehr Licht aufnehmen, reichern wir auch unsere Zellen zunehmend mit Biophotonen an. Das heißt, dass sich immer mehr von ihnen in die Hohlräume der entsprechenden Strukturen und Moleküle unserer Körperzellen wie der DNA einlagern. Ähnlich wie eine Flaschenbürste reinigen die hochschwingenden Biophotonen nun diese Zellbestandteile von innen her. Und was sich dort zuvor – meist über Jahre – abgelagert hat, wird von dem sehr energiereichen Prana-Licht verdichtet, verdrängt, herausgelöst, freigesetzt und sollte von uns nun sinnvollerweise auch aus den Zellen entfernt und gänzlich aus unserem Körper ausgeschieden werden. Auch diese Schlacken unseres lichtvollen Transformationsprozesses entstehen am Grenzbereich zwischen Stofflichem und Feinstofflichem.

Hinzu kommen die rein auf feinstofflicher Ebene existierenden, in unserem Lichtkörper, unserer Aura kursierenden energetischen Abfallstoffe, die teilweise über den Grenzbereich Ätherkörper–physischer Körper auf mir völlig unbekannte Art und Weise verdichtet werden. Sie gelangen über diese Schwelle in den physischen Bereich, in unseren Stoffwechsel, und müssen ebenfalls ausgeschieden werden.

Obwohl wir uns in einem spirituellen Entwicklungsprozess befinden, sondern wir stofflichen Abfall ab. Nehmen wir diesen Vorgang als eines der vielen göttlichen Geschenke an, denn vielen von uns fällt es sicherlich leichter, auf körperlicher Ebene aufzuräumen, als dies tatsächlich und in der notwendigen Tiefe und Klarheit auf feinstofflich-spiritueller Ebene zu tun.

Doch zunächst einmal entstehen auch im normalen Arbeitsprozess unseres Körpers Stoffwechselzwischen- und -endprodukte. Wenn solche Neben- oder Abfallprodukte im Organismus, in den Geweben und in den Zellen verbleiben, können sie schädigende Wirkungen entfalten. Zudem neigen sie meist dazu, sich in bestimmten Körperregionen anzureichern – da die meisten fettlöslich sind, vorzugsweise im Fettgewebe.

Dies ist besonders wichtig für Menschen, die abnehmen, beispielsweise auch im Rahmen ihrer Umstellung auf lichtvollere und energievollere Nahrungsmittel. Denn ihr Abnehmen, das Einschmelzen von Fettgewebe, bedeutet immer auch eine Freisetzung von alten Schlacken und Giftstoffen. Manche Menschen, die sich auf lichtvolle Prana-Nahrung umstellen, machen daher einen regelrechten Entgiftungsprozess durch, der sich je nach Umfang und Vorbelastung sehr unterschiedlich äußern kann. Zu den leichteren Entgiftungserscheinungen gehören stark riechender Stuhl, Urin und Schweiß, gelegentlicher Durchfall, rasche körperliche und auch geistige Ermüdbarkeit. Ich hatte immer wieder mit medizinisch befundlosen, diffusen Beschwerden, vor allem in meinen Füßen, aber auch insgesamt in meinen Beinen zu tun. Zeitweise waren die Schmerzen so heftig, dass ich richtig Probleme hatte zu laufen.

Wer in großem Umfang abnimmt, dessen Beschwerden können – mit dem parallellaufenden Lichtkörperprozess und seinen Symptomen – sehr heftig werden. Zeitweise können schwerwiegende körperliche Symptome auftreten wie Hautekzeme, bei entsprechender Veranlagung eventuell auch Schuppenflechte, Augenjucken oder Augenentzündungen, Rücken-, Gelenk- oder Kopfschmerzen sowie starke Schmerzen an den Stellen, wo gerade das Körperfett auf physischer Ebene abgebaut und auf feinstofflicher Ebene (also im Ätherkörper) transformiert wird. Typisch ist auch, dass währenddessen das Leben in Extremen verläuft: Große innere Unruhe wechselt mit völliger, nahezu »energetisch komatöser« Erschöpfung und Apathie, nächtelange Schlaflosigkeit mit überlangen Schlafphasen vor allem am Tage, geistige Klarheit und Wachheit mit der Unfähigkeit, sich auch nur für fünf Minuten auf eine Sache zu konzentrieren. Hinzu kommt ein ziemliches Wechselbad der Gefühle: Freude und Trauer, Zufriedenheit und Nörgeln und Meckern, Gelassenheit und aufgewühlter Zorn liegen erheblich näher beieinander als sonst.

Allen voran sind uns Avocados[26] bei jenem Entgiftungsprozess behilflich. Diese Früchte reifen übrigens auch natürlicherweise nicht an ihrem Baum, sondern, wenn sie bei entsprechender Größe abgefallen sind, am Boden. Daher ist die Nachreife, die bei Transport und Lagerung vonstattengeht, auch energetisch mehr oder weniger im Fluss.

Auch einige wenige Würzmittel wie Lorbeerblätter und Sesamsamen sowie Roggen unterstützen uns bei der Entgiftung. Am besten können wir die Neutralisierung und Ausscheidung der Toxine fördern, indem wir uns neben den entgiftenden – sozusagen während der »heißen Phase« – hauptsächlich von neutralen Nahrungsmitteln ernähren, die weiter unten genannt werden.

Bei schwereren Vergiftungen – beispielsweise nach der Entdeckung von Schimmelpilzen im Wohnbereich, deren Sporen und Toxine man möglicherweise über Monate oder Jahre hinweg eingeatmet hat – reicht selbstverständlich eine tägliche Avocado nicht zur Neutralisierung und Ausschwemmung. In solch gravierenden Fällen empfiehlt es sich – am besten in Absprache mit dem beziehungsweise der Heilpraktiker(in) Ihres Vertrauens –, die stufenweise Entgiftung und Reinigung durch die Anwendung und Einnahme von speziell darauf ausgerichteten Heil- und Zusatzmitteln zu unterstützen.

Ich selbst habe bei meiner eigenen Vergiftungssituation mit Wohnungsschimmel gute Erfahrungen mit einem Mittel aus der Spagyrik gemacht, dem Citruens – doch das soll nur als Anregung gedacht sein.

In jedem Falle sollten Betroffene jedoch sehr, sehr viel trinken, und zwar möglichst reines Wasser, um die Giftstoffe sowie ihre Abbauprodukte möglichst vollständig auszuschwemmen. Im Gegensatz zu Tees trägt reines Wasser keine weiteren Informationen in sich und kann daher allein seiner durchspülenden Aufgabe nachkommen. Und je gravierender der Entgiftungsprozess ist, desto mehr sollten Sie wirklich trinken. Die Größenordnungen liegen hier nicht bei Gläsern, sondern tatsächlich im Literbereich. Ein sehr wichtiger Indikator dafür, ob die Wassermenge ausreicht, sind der Geruch von Urin und vor allem Schweiß. Riechen – oder auf den Punkt gebracht: stinken – Sie so stark, dass Sie bereits für Ihre eigene Nase unangenehm sind, sollten Sie mehr Wasser trinken. Mehr meint hier: erst mal einen Liter Wasser mehr am Tag. Schauen beziehungsweise riechen Sie, ob diese Ausspülmenge ausreicht. Sonst legen Sie noch einen Liter drauf. Sie gewährleisten damit, dass Sie Ihre freigesetzten Schlacken und Toxine auch tatsächlich loswerden. Sie sollen ja nicht durch Ihren Körper kreisen und sich womöglich an anderer Stelle erneut festsetzen. Mit dem Ausschwemmen mindern Sie auch Ihre körperlichen und geistigen Entgiftungssymptome. Das Wasser kann kalt, warm wie auch heiß getrunken werden. Alle zusammenziehenden und einengenden Getränke wie Kaffee, schwarzer und auch grüner Tee sollten – wenigstens auf Zeit – vollständig gemieden werden. Wer Geschmack im Wasser braucht, kann bedenkenlos in den erforderlichen Litermengen den neutralen Maisbarttee trinken.

Zusätzliche Voll- oder Fußbäder mit Meersalz stimulieren die Ausscheidung der toxischen Spuren über die Haut. Doch Vorsicht: Gerade in einem tiefgreifenden Entgiftungsprozess können solche Meersalzbäder sehr anstrengend sein. Daher sollten Sie sich danach stets ausreichend ausruhen oder zur Nacht ins Bett gehen können.

Eine weitere entgiftende Hilfsmaßnahme ist das morgendliche »Fletschen mit Sonnenblumenöl«. Dazu nehmen Sie einen Esslöffel kaltgepresstes biologisches Sonnenblumenöl in den Mund und ziehen es für etwa fünf Minuten zwischen Ihren Zähnen hin und her und drücken und pressen es bei geschlossenem Mund in alle Nischen und Spalten. Das Öl löst aus Ihrer Mundschleimhaut alle fettlöslichen Stoffe heraus – also alle erdenklichen Stoffwechselschlacken, aber auch Bakterien oder ihre Bestandteile. Anschließend spucken Sie das nun weißlich gewordene Sonnenblumenöl aus und spülen Ihren Mundraum mehrmals mit Wasser nach.

Ein Zusatzeffekt des Sonnenblumenöl-Fletschens ist die Infektabwehr. Der Mundbereich ist eine wichtige Eingangspforte für diverse Krankheitskeime. Diese sind gewöhnlich fettlöslich und werden durch das Fletschen unmittelbar bei Eintritt in unseren Körper erwischt. Sie werden merken, dass Ihre Infektanfälligkeit deutlich sinkt und Sie nicht mehr jede Erkältung »mitnehmen«.

Selbstverständlich sind besonders im Zuge einer Entgiftung alle reinigenden Nahrungsmittel hilfreich, da sie unmittelbar bei der Ausscheidung der aus den Körperzellen herausgelösten und teilweise heruntertransformierten Abfall-, Gift- und Schlackenstoffe helfen.

Klärende Nahrungsmittel

Eine weitere energetische Wirkkategorie für Nahrungsmittel ist die der klärenden Eigenschaften. Diese Lebensmittel tragen sehr wesentlich zur Klärung des eigenen Energiefelds bei. Im Unterschied zu den reinigenden sorgen sie nicht in erster Linie für den Abbau, den Abtransport oder die Transformation von Stoffwechsel- und Energieschlacken, sondern sie arbeiten auf noch feinerer Ebene.

Allen voran bildet gutes Wasser eine stärkende Grundlage unserer Ernährung (siehe das Kapitel über Wasser), es übt aber in erster Linie eine klärende Wirkung auf alle unsere Existenzebenen aus. Nicht nur, dass wir es pur oder als Tee trinken, wir bereiten ja auch die meisten anderen Nahrungsmittel in und mit Wasser zu. Daher ist der Informationsgehalt, der sich so explizit in ihm speichern kann, sehr wichtig für unsere klare Energie.

Zum einen spült reines Wasser natürlich die beim Stoffwechsel anfallenden Abfallstoffe sowie die im Zuge unterschiedlichster Reinigungsprozesse herausgelösten Schlacken jeder Art aus. Dieser Aufgabe kann das Lösungsmittel umso besser nachkommen, je weniger es selbst schon mit Stoffen oder auch mit Fremdinformationen belastet ist.

Darüber hinaus ist Wasser für die Klärung unseres feinstofflichen Körpers, unserer Aura, so wichtig. Es kann unmittelbar auf unsere drei inneren Auraschichten einwirken: den Äther-, den Emotional- und den Mentalkörper. Diese feinstoffliche Klärung erfolgt ausschließlich über die hohe Eigenschwingung von reinem und energievollem Wasser. Der Klärungsprozess und seine Wirkung spielen sich allein auf diesem energetischen Niveau ab. Er hinterlässt keine verdichteten Schlacken, die über Schweiß oder Urin, also unseren materialisierten Körper, ausgeschieden werden müssten.

Ich weiß nicht, wie sich die Klärung auf dieser Ebene vollzieht. Aber ich weiß, dass gutes Wasser die Aura reinigt. Ihre Leuchtkraft und Intensität verstärkt sich, und ähnlich wie bei einer rituellen Reinigung der Aura im Rahmen von lichtvoller

Energiearbeit verschwinden Schlieren und Grauschleier aus dem Äther-, Emotional- und Mentalkörper. Wenn es sehr rein ist und über eine hohe Eigenschwingung verfügt, kann sich die klärende Wirkung von Wasser sogar auf unsere vierte Auraschicht ausweiten, den Kausalkörper. Hier ist uns also eine der wenigen Möglichkeiten gegeben, wie wir von der materiellen Seite her direkten Einfluss auf die feinstoffliche Brücke zu unserem Höheren Selbst hin nehmen können.

Wertschätzen wir dieses Geschenk und sorgen wir nicht nur für gutes Trinkwasser in unseren Gläsern und Töpfen, sondern auch in unserem näheren Umfeld, letztlich auf der gesamten Erde! Unser Dank sollte sich darin ausdrücken, dass wir uns »darum kümmern«: Trinkwasser sparen, wo es geht – beispielsweise die Hähne für das Handwaschbecken nicht ganz aufdrehen, damit das kostbare Nass nicht mit einem herausschießenden Strahl verplempert wird. Oder bei unserem Hausbau oder einer Renovierung dafür sorgen, Brauchwasser für die Toilettenspülung einzusetzen. Nicht im Hochsommer in Urlaubsregionen fahren, in denen die Bevölkerung und die hier lebenden Tiere unter Wassermangel leiden, für uns Touristen aber das Trinkwasser von wer weiß woher angekarrt wird. Es geht vor allem ums Bewusstmachen: Informieren Sie sich, woher jeweils Ihr Wasser kommt, das Sie nähren und klären soll. Wir wissen alle, dass die Zeit mehr als überreif ist, uns um solche, die gesamte Erdenergie und ihre Ressourcen betreffende Belange zu kümmern. Wir sind ein Teil dieser Erde, und der Umgang mit ihr liegt in unserer Verantwortung, in Ihrer und in meiner – wir können und sollen etwas tun.

Neutrale Nahrungsmittel

Neutrale Nahrungsmittel haben keine explizite Wirkung auf körperlicher oder feinstofflicher Ebene. Das heißt nicht, dass sie nicht gesundheitsfördernd und wohltuend oder unterstützend für unseren Stoffwechsel wie auch unseren Lichtkörperprozess sind. Ihr eigenes Energiefeld ist eher ausgeglichen. Es trägt meistens im Gleichmaß die hier beschriebenen physischen und feinstofflich-energetischen Effekte in sich. Dementsprechend neutralisierend oder ausgleichend sind auch seine Wirkungen auf uns.

Die neutralen Nahrungsmittel sind weder zusammenziehend noch weitend, und weder kühlen noch erhitzen sie uns. Sie reinigen, klären, erden, stärken und entgiften zwar auf allen Ebenen, aber sie tun dies alles in einem bescheidenen Ausmaß. Es sind Nahrungsmittel, die wir stets zu uns nehmen und von denen wir kaum zu viel essen können. Sie unterstützen uns auf sanfte Weise, in unsere Mitte zu kommen und auch dort zu bleiben. Aufgrund ihrer neutralen Energie gehören sie darüber hinaus alle nicht zu den Lebensmitteln, die zum Ziel unserer »kulinarischen Begierde« werden könnten. Auch hinsichtlich ihres Suchtpotenzials sind sie daher neutral.

Viele dieser Nahrungsmittel gehören innerhalb der traditionellen chinesischen Ernährungslehre zu der Kategorie, die das Energiesystem der Milz (Wandlungsphase Erde) neutralisieren. So finden sich hier die Hirse als Hauptgetreide und der Maisbart- oder Maishaartee als Hauptgetränk ein. Außerdem fallen folgende Nahrungsmittel in diese energetisch neutrale Kategorie: Mais, Weizen, viele Kohlsorten wie Spitz-, Weiß-, Rosen-, Blumenkohl und Brokkoli, aber auch Feldsalat sowie einige leichter verdauliche Hülsenfrüchte wie Rote Linsen, Kichererbsen oder Zuckerschoten. Möhren haben zwar eine leicht erdende Wirkung, doch im Vergleich beispielsweise zur Roten Bete ist diese recht gering, sodass auch Karotten eher zu den neutralen Lebensmitteln zu rechnen sind. Unsere bekannten Obstsorten haben alle einen intensiven Eigengeschmack und eine mehr oder weniger starke energetische Wirkung. Am ehesten sind noch frische Pflaumen und Feigen dem neutralen Bereich zuzuordnen, auch wenn Letztere eine leicht reinigende Wirkung haben.

Generell stärkende Nahrungsmittel

Die Gruppe der generell stärkenden Nahrungsmittel lehnt sich energetisch etwas an die neutralen Nahrungsmittel an, allerdings liegt ihr Schwerpunkt auf der feinstofflichen Energiezufuhr. Diese Lebensmittel liefern nämlich speziell Schwingungsenergie und Licht für unseren Ätherkörper. Gewöhnlich liegt ihre eigene Schwingungsenergie im Resonanzbereich unseres Ätherischen Körpers. Über die uns bekannte Einwirkung des Feinstofflichen auf unsere Physis stärken wir durch sie grundlegend unser Seelengefäß, unseren irdischen Organismus.

Als Erstes sind hier enzymhaltige Nahrungsmittel zu nennen, darunter vor allem Obstsorten wie Ananas, Papaya, Feige, Kiwi und Granatapfel. Aber auch die sanfte und natürliche

Süße, wie sie in Hafer, besonders in Haferflocken, in Süßreis, jedoch auch in Birnen zu finden ist, stärkt unser Qi – und zwar sowohl auf rein feinstofflicher als auch rückwirkend auf stofflicher Ebene. Dinkel und Amaranth haben als weitere Getreidesorten diese generell stärkende Wirkung. Dinkel ist eng verwandt mit unserem heutigen Weizen, daher auch nicht glutenfrei. Da er resistenter gegen Klimaeinflüsse und Erkrankungen ist, wird Dinkel vorzugsweise im ökologischen Landbau angebaut. Amaranth ist zwar eine alte Kulturpflanze, aber im biologischen Sinne kein Getreide. Verwendet werden die an Hirse erinnernden Samen aus dieser nelkenähnlichen Familie der Fuchsschwanzgewächse.

Und selbstverständlich hat auch gutes Wasser neben seiner klärenden auch eine stärkende Wirkung. In der Traditionellen Chinesischen Medizin (TCM) stärkt Wasser generell das Qi der Nieren, die, salopp formuliert, unsere Betriebsbatterien beherbergen, also die Grundenergie des gesamten Körpers speichern.

Auch Eier von freilaufenden, artgerecht gehaltenen und natürlich gefütterten Hühnern tragen ausgewogen stärkende Energie in sich. Nun könnte man ja meinen, dass Hühnereier wie ein Lammkotelett, Rindfleisch oder Milchprodukte energetisch sehr dichte Nahrungsmittel sind. Doch Fleisch stammt von getöteten Tieren, beseelten Geschöpfen. Die Hühnereier hingegen sind noch nicht beseelt, in der Regel auch gar nicht befruchtet. Daher wären sie als tierisches Produkt in dieser Hinsicht am ehesten mit Milch zu vergleichen. Doch generell sind Hühnereier energetisch bei weitem nicht so dicht wie

Milch und Milchprodukte, allerdings auch nicht so hoch schwingend wie beispielsweise die Ananas. Unter energetischen Gesichtspunkten sind Eier verhältnismäßig lichtvoll, doch etwas dichter als die übrigen Nahrungsmittel in dieser generell stärkenden Kategorie. Somit ist ihre kräftigende Wirkung zwar ein wenig geringer, aber sie kommt recht zielgerichtet der Leber und im Sinne der TCM dem gesamten Energiesystem der Leber zugute (Wandlungsphase Holz), also zum Beispiel auch Körperstrukturen wie Bändern, Sehnen und Gelenken.

Dichte Nahrungsmittel

Zur Kategorie der dichten Nahrungsmittel gehören in erster Linie Kuhmilch und ihre Produkte, und zwar vor allem diejenigen, die reich an Milcheiweiß sind, wie etwa Käse oder Quark. Wenn auch in geringerem Ausmaß gilt diese dichte Energiequalität ebenso für Schafs- und Ziegenmilch.

Da alle Milchprodukte tierischen Ursprungs sind, lasten auf ihnen die Haltungsbedingungen der Kühe, Schafe und Ziegen, von denen sie stammen – leider muss man sagen: denen sie weggenommen wurden. Die Milchproduktion bei Kühen ist wie gesagt zuchtbedingt inzwischen so stark erhöht, dass sie von ihrem eigenen Kalb niemals »leer« getrunken würden. Kühe sind aus spiritueller Sicht Tiere der Fülle und hätten noch reichlich Milch, selbst wenn sie ihren eigenen Nachwuchs natürlich säugten. Doch uns reicht das noch nicht – zumal die eigentümlich-absurde Quotierung über die Europäische Union die Maßstäbe für Aufwand und Entlohnung der Milchbauern vollends verzerrt hat. Das zu frühe Entwöhnen der Kälber, die teilweise tierverachtenden Haltungsbedingungen (die bei Biomilch und ihren Produkten nicht immer, aber bei vielen ökologischen Großbetrieben häufig nur durch etwas größere Gefängnisse und gelegentlichen Freilauf abgemildert werden), die häufig fehlenden Möglichkeiten zu Sozialkontakten (Rinder sind Herdentiere und gehen, wenn sie Gelegenheit dazu haben, sehr sorgsam und liebevoll, zugleich auch spielerisch miteinander um) und das willkürliche Auseinanderreißen der Familien oder sozialen Verbände entziehen den Tieren sehr viel Licht. Dass unsere sogenannten Nutztiere überhaupt bei uns bleiben, sich uns Menschen über ihre Seelenentscheidung zur Verfügung stellen,[27] kostet sie sehr viel Kraft und nimmt ihnen viel ihrer hochschwingenden Energie. Wir können uns vielleicht vorstellen, dass ihre Energie so weit verdichtet ist, damit sie ihre Lebensbedingungen überhaupt ertragen. Behielten sie ihre hohe Eigenschwingung, würden sie sich angesichts all dessen wohl eher aufschwingen und die Erde wieder verlassen ... Daher ist auch ihre Milch stark verdichtet. Das gilt natürlich umso mehr, je schlechter die Haltungsbedingungen sind, unter denen unsere Milchlieferanten leben müssen.

Hinzu kommt noch, dass die Weiterverarbeitung der Milch (etwa die Einwirkung von Bakterien, die Abscheidung von Stoffwechselprodukten verschiedener Mikroorganismen, Fermentierung, Wasserentzug usw.) Milchprodukte generell noch mehr komprimiert.

Die dichte Energie dieser Nahrungsmittel belastet extrem die Energiesysteme, die für die Aufarbeitung der Nahrung und vor allem ihre Verteilung im gesamten Körper zuständig sind. In der TCM sind diese das Energiesystem des Magens, vor allem aber auch der Milz, des Yin-Partners vom Magen. Die TCM spricht auch von »verschleimenden Nahrungsmitteln«. Mit jeder käsebelegten Pizza und jedem Milchkaffee werden diese Energiesysteme sehr stark in Anspruch genommen. Wer im Milzsystem, in der Wandlungsphase Erde, nicht über ausreichend Kraft und Qi-Fluss verfügt, wird nach dem Verzehr einer Pizza in ein energetisches Loch fallen. Und bereits ein Käsebrötchen wird Menschen mit einer schwachen oder gestörten Milzenergie einen deutlichen Energieabfall bescheren. Wer sich dafür sensibilisiert, also hineinspürt, wie sich sein energetischer Zustand nach einer Mahlzeit verhält, kann die Schwere nach der Aufnahme solch dichter Nahrungsmittel am eigenen Leib spüren. Wenn das Milzsystem sehr schwach ist, kann es sich anfühlen, als ob statt des flüssigen Bluts ein sämiger Brei durch die Adern fließen würde. Alles verlangsamt sich, und sowohl die Vorgänge im Körper als auch die Wahrnehmung und das Denken laufen wie in Zeitlupe ab. Habe ich bereits vor der dichten Mahlzeit einen energetischen Stau im Milzsystem, fühle ich mich schwer, die Glieder scheinen wie aus Blei, und Bewegungen können wirklich sehr mühsam und anstrengend werden. Vielleicht habe ich so viel Kraft, dass ich dieses bleierne Gefühl überspielen kann. Aber wenn ich ehrlich mir selbst gegenüber bin, weiß ich genau, welche Nahrungsmittel bei mir einen solchen Energieabfall bewirken.

Die körperliche und geistige Beschwernis nach dem Verzehr von dichten Nahrungsmitteln gilt natürlich nur für Menschen, die eine energetische Schwäche in den genannten Energiesystemen haben. Es gibt nämlich auch solche, denen – zumindest hin und wieder – derart materiell dichte Nahrungsmittel dabei behilflich sind, dass sie nicht »abheben«. Es handelt sich hier eher um »flüchtige« Persönlichkeiten, Menschen, die beispielsweise bei einer fortgeschrittenen Meditation leicht in eine Art spirituelle Ekstase geraten und dann einen starken Drang hin zu ihrem körperlosen Seelendasein verspüren. Sie können regelrecht Schwierigkeiten haben, von einer solchen spirituellen Reise wieder in ihrem Körper anzukommen.

Meist sind dies dünne Menschen, bei denen Materielles wie Essen eine nachgeordnete Rolle spielt. Ihnen können dichte – aber dennoch lichtvolle, also aus guter Tierhaltung stammende – Nahrungsmittel tatsächlich die nötige Bodenhaftung durch körperliche Schwere verschaffen. Sie scheinen im Zuge des Lichtkörperprozesses schon recht hoch zu schwingen. Sie dürfen aber nicht vergessen, auch ihr »Gefäß«, also ihren physischen Körper, gut zu versorgen. Um die Substanz dafür zu liefern, können ihnen dichte Nahrungsmittel helfen, denn deren wesentliche Wirkebene ist die materielle. Wie kleine Bleikügelchen verteilt ihre gesunde, aber unterforderte Milz die aufgenommene dichte Energie im Körper. Arme, Beine, Brust, Bauch und Kopf werden wieder spürbar: nicht mehr nur als »Anhängsel der Seele«, sondern als ihr »Ausdrucksorgan« hier auf der Erde.

Wenn sie in sich hineinhorchen – und diese Zeit sollten sie

sich für ihr »Vehikel« auf dem Weg ins Licht nehmen –, werden sie bei einem Bedarf ihres Körpers nach dichter Energie entsprechenden Appetit auf Nahrungsmittel wie ein Käsebrötchen oder einen Käsekuchen verspüren. Außerdem sind natürlich erdende und in Maßen zusammenziehende Lebensmittel vorteilhaft für solche Menschen.

Verengende Nahrungsmittel

Mit verengenden Nahrungsmitteln sind solche gemeint, deren Genuss auf feinstofflicher Ebene bewirkt, dass sich unser Prana-Kanal zusammenzieht und verengt. Dazu gehören in erster Linie Drogen, aber nicht nur die bekannten harten Sorten wie Kokain, Ecstasy, Cannabis, Amphetamine oder Beruhigungspillen wie Valium. Auch im ganz normalen Alltag begegnen uns neben Nikotin in den unterschiedlichsten Rauchwaren Drogen wie Alkohol, Koffein und Tein.

Nun ist zwar das Produzieren des blauen Dunstes derzeit stark verpönt, und jeder gesundheitsbewusste Mensch wird sogleich zustimmen, dass das Rauchen nicht nur das Krebsrisiko erhöht, sondern sich außerdem auch ungünstig auf den feinstofflichen Körper auswirkt. Aber auch das Glas Wein zum Essen und der Kaffee danach hinterlassen in der Aura Spuren, beeinflussen unser Energiefeld. Wer beispielsweise einmal einige Zeit weder geraucht noch Alkohol oder Kaffee getrunken hat, der wird sofort, wenn er eines dieser drei »Genussmittel« zu sich nimmt, eine starke körperliche Reaktion feststellen. Diese weist darauf hin, welch extreme Wirkung die Substanzen auf unseren Körper haben.

Beim Rauchen einer Zigarette wird dem Nicht- oder ent-
wöhnten Raucher aufgrund der dämpfenden Wirkung des
Nikotins auf den Kreislauf und den Sauerstoffhaushalt leicht
schwindelig. Der Kaffee hingegen schlägt sich sofort in einer
Verstärkung, manchmal sogar Beschleunigung des Herz-
schlags nieder. Wer in seinen Körper hineinspürt, bemerkt
sofort mit den ersten Schlucken, wie sich das Koffein auf die
Herzenergie legt – zunächst auch physisch.

Tee wirkt im Allgemeinen ähnlich wie Kaffee, nur bei den
meisten Menschen etwas sanfter. Allerdings gibt es auch solche, die sensitiver für Tein als für Koffein sind, die also eher
einmal eine Tasse Kaffee als ein Glas Tee zu sich nehmen können. Und das Glas Wein ist – ähnlich wie die Zigarette – auch
vor allem im Kopf zu spüren, fast so wie ein graues Tuch, das
sich um unser Gehirn legt: ein leichtes Schwindelgefühl, gepaart mit dem Herunterdimmen unserer geistigen Klarheit.

Diese körperlichen Reaktionen mögen zwar bei verschiedenen Menschen unterschiedlich stark ausfallen, sie sind jedoch generell für alle zutreffend – nur eben mit individuellen
Intensitätsschwankungen.

Eine weitere sehr wichtige »Droge«, die nicht nur voll in unseren Alltag integriert ist, sondern auch im Allgemeinen ak-
zeptiert wird, ist der weiße Zucker. Er fällt insofern unter die
Kategorie Drogen, als er bei vielen Menschen zu einer Art
Abhängigkeit führt, zur Gier nach seinem extrem süßen
Geschmack – je nach Konstitutionstyp und emotionaler beziehungsweise spiritueller Stabilität. Wer nach einiger Absti-
nenz einmal – vielleicht als Selbstversuch – ein weißzucker-

haltiges Nahrungsmittel zu sich nimmt, wird vielleicht das vom Zucker vorgetäuschte körperliche Gefühl einer Erdung wahrnehmen können: Alles sackt in die Tiefe, macht schwer, und man kann diesen Eindruck für sattes Wohlbefinden oder gar Entspannung halten. In Wirklichkeit rutschen die feinstofflichen Energien mit der Aufnahme von Zucker »nach unten«, und der Prana-Kanal verengt sich, sodass kaum Energie von oben nachströmen kann.

Das erste, vermeintlich kräftigende Gefühl ist allerdings nach wenigen Augenblicken bereits verflogen. Wer die Aura sehen kann, wird nach dem Verzehr von Zucker wahrnehmen, wie sie sich vor allem um den Kopf, aber auch im Brust- und damit im Herzbereich verengt, während sie sich nach unten, zu den Beinen und Füßen hin, wie durch ein Auslaufen stark verbreitert.

Damit sind wir auf der feinstofflichen Ebene der Wirkung dieser Drogen angekommen. Jener Effekt tritt nämlich mehr oder weniger stark bei allen auf: eine starke Verengung der Aura und fast in der gesamten oberen Hälfte unseres Lichtkörpers. Sowohl Nikotin als auch Alkohol, Kaffee, Tee und Raffinadezucker ziehen unsere Aura und unseren Lichtkörper im oberen Bereich zusammen. Dadurch verengt sich der Prana-Kanal, und auch die Durchlässigkeit der Chakren wird in Mitleidenschaft gezogen. Nehmen wir sehr starke Drogen oder größere Mengen der weniger stark verengenden Nahrungs- und Genussmittel zu uns, werden wir von dem steten Fluss der kosmischen Energie getrennt. Letztlich kappen wir damit unsere direkte Verbindung zur Quelle, zum Göttlichen.

Dies ist zwar nicht dauerhaft, und die Verbindung kann beispielsweise durch Lichtarbeit und Meditation wiederhergestellt werden. Doch die Frage ist, ob wir unsere Lebenszeit und unsere Kraft nicht für Sinnvolleres einsetzen wollen, statt für einen kurzen vermeintlichen Genuss viel energetische Reparaturarbeiten verrichten zu müssen.

Fehlt uns ein Bewusstsein für diese feinstofflichen Vorgänge und arbeiten wir nicht kontinuierlich an unserem Lichtkörper, verengen die Suchtmittel nicht nur permanent unsere Aura, sondern schlagen auch regelrecht Löcher in sie hinein. Wie wir wissen, fließt durch diese Löcher zum einen wie bei einem physischen Leck stetig Energie aus, was uns meist sehr diffus, aber nicht weniger nachhaltig schwächt. Je nach individueller Konstitution werden wir unklar, konzentrationsschwach, antriebslos, gleichgültig uns selbst und anderen gegenüber, weil die Verengung unseres Lichtkörpers auf Dauer auch unser Herz verschließt und uns emotional immer weniger berührbar macht. Diese psychischen Auswirkungen führen uns noch mehr zu den scheinbar »schnellen« Wirkungen der Drogen, was letztlich auch ihren Suchtcharakter auf der feinstofflichen Ebene ausmacht. Zum anderen gelangt durch diese Energielöcher in unserer Aura alle mögliche Fremdenergie in unser intimstes Energiefeld und belegt uns dort – meist unbewusst und daher schwer verständlich – mit ihren oftmals dunklen Auswirkungen. Wir wissen dann nicht einmal, warum wir bei jeder Kleinigkeit ausrasten oder in einen völlig unangemessenen Katzenjammer geraten.

Feinstofflich-energetisch wirksame Nahrungsmittel

Kategorie	Feinstofflich-energetische Wirkung	Nahrungsmittel mit Wirkung in diesem Bereich (Beispiele)
Erdend	Verschaffen über viel Erdprana eine gute Bodenhaftung.	*Stark:* wildgewachsene Pilze wie Pfifferlinge, Steinpilze, Maronen, Rotkappen, Birkenpilze, Trüffel. *Mild:* Karotten, Kartoffeln, Knollensellerie, Kohlrabi, Rote Bete, Schwarzwurzeln, alle Speiserüben, Steckrüben, Pastinaken, Petersilienwurzeln, Rettich und Radieschen.
Öffnend	Nähren die Aura, und zwar nicht nur den Ätherkörper, sondern darüber hinaus den Emotional- und den Mentalkörper. Daher stärken sie direkt die Herzensenergie und die geistige Klarheit.	*Stark:* Haselnüsse, Walnüsse, Mandeln, Pistazien, Cashewnüsse, Paranüsse, Pekannüsse, Macadamianüsse, Esskastanien oder Maronen, Kokosnuss und Muskatnuss; Blattgemüse wie Mangold, Spinat. *Mild:* milde grüne und rotgrüne Blattsalate, milde Äpfel, Himbeeren, Ananas, Granatapfel, Kamut (Getreide).
Verbindend	Verbinden spirituelle Öffnung mit Erdung, Yin mit Yang.	Erdnüsse.
Zusammen-ziehend	Ziehen die Energie in der Körpermitte zusammen, halten das Licht im Körper.	*Stark:* Rettich, Senf, Kresse, Grünkern. *Mild:* Sojabohnen (auch Produkte wie Sojafleisch oder -granulat), Gerste, Erbsen, Spinat, Tomaten, Artischocken, Kartoffeln, Esskastanien, Heidelbeeren, Schwarze Johannisbeeren, Brombeeren, Wacholderbeeren, Holunderbeeren, Schlehen, Sanddorn, Hagebutten, Chili, Knoblauch, Salbei, Rosmarin, Majoran, Kümmel und Ginseng; kräftige Kohlsorten wie Wirsing; herbe Salatsorten wie Eisberg-, Endiviensalat, Chicorée, Radicchio, Rucola oder Wildsalate wie Hirschhornwegerich, Beta-Salat,

Kategorie	Feinstofflich-energetische Wirkung	Nahrungsmittel mit Wirkung in diesem Bereich (Beispiele)
		Picanto-Salat oder Mizuna-Rübstiel; herbe Kräutertees aus Eisenkraut (Verbena), Pfefferminz, Brennnessel, Brombeer- oder Himbeerblättern, auch schwarzer und grüner Tee. *Sehr mild:* Tofu.
Reinigend	Abtransport und Ausscheidung von Stoffwechsel- und Transformations-schlacken oder Ablagerungen, teilweise auch deren Neutralisierung unterstützend.	*Stark:* Ingwer und Knoblauch (gleichzeitig erhitzend), Minze (gleichzeitig kühlend). *Mild:* Fenchel, Anis, Kamille, Bärlauch, Wacholderbeeren, Zimt, Kümmel, Koriander, vor allem als frische Blätter, fast alle einheimischen und mediterranen Kräuter, vor allem frisch: Petersilie, Schnittlauch, Dill, Liebstöckel, Brunnenkresse, Bohnenkraut, Basilikum, Thymian, Majoran, Oregano, Rosmarin, Salbei und rohe Zwiebeln; Schwarze Johannisbeeren, Holunderbeeren, Brombeeren. *Sehr mild:* frische Feigen.
Entgiftend	Auffinden, Herauslösen und Neutralisieren von Schlacken- und Giftstoffen, besonders auch wieder den Transformations-rückständen, die bei der Erweiterung unseres Lichtkörpers anfallen.	*Stark:* Avocado, Lorbeerblätter. *Mild:* Roggen, Sesam.
Klärend	Reinigen und klären die Aura, vor allem auch die Kausal-schicht.	Reines Wasser.

Kategorie	Feinstofflich-energetische Wirkung	Nahrungsmittel mit Wirkung in diesem Bereich (Beispiele)
Neutral	Sind aufgrund ihres eigenen neutralen Energiefelds für uns energetisch neutral.	Hirse, Weizen, Mais, Maishaartee; viele Kohlsorten wie Spitz-, Weiß-, Rosen- oder Blumenkohl, Brokkoli; Feldsalat, Rote Linsen, Kichererbsen, Zuckerschoten.
Generell stärkend	Stärken über ihre eigene Schwingungsenergie speziell unseren Ätherkörper.	*Stark:* Ananas, Papaya, Feige, Kiwi, Granatapfel, Birne, Hafer, Dinkel, Amaranth, Süßreis; gutes Wasser. *Ausgewogen stärkend:* Bio-Eier.
Dicht	Dimmen die feinstoffliche Eigenschwingung herunter.	*Sehr dicht:* konventionelle (und auch einige Bio-)Milchprodukte aus Massentierhaltung. *Dicht:* Kuhmilchprodukte, vor allem eiweißhaltige wie Käse oder Quark. *Weniger dicht:* Bio-Schafs- und -Ziegenmilchprodukte, Butter.
Verengend	Schrumpfung der Aura, Verengung des Prana-Kanals, Zusammenziehen unseres Lichtkörpers.	*Sehr stark:* Nikotin, Alkohol, Kaffee. *Stark:* schwarzer und grüner Tee, Raffinade- oder Weißzucker.

Sensibilisierung für die Eigenschwingung von Nahrung

Schon wenn Sie hin und wieder innehalten und bedenken oder spüren, was Sie nun gerade mit Ihrem Essen zu sich nehmen, hat dieses Buch seinen Zweck erfüllt. Hier sollen nämlich keinesfalls Arbeits- und Verhaltensanweisungen gegeben werden, sondern das tatsächliche Hinspüren in unsere Ernährung, in unsere Art und Weise, wie wir Kraft auftanken, soll in den Vordergrund unseres Bewusstseins rücken.

Probieren Sie einmal aus, welche Nahrungsmittel Ihren Energiefluss erschweren. Verzichten Sie einmal entschieden und konsequent für zwei oder drei Tage auf die »Verdächtigen«, um zu schauen und vor allem selbst hautnah zu spüren, wie es Ihnen damit energetisch geht.

Und ich möchte Ihnen eine meditative Übung vorstellen, mit der Sie – vielleicht erst nach einiger Praxis – den Energie- und Lichtgehalt Ihrer Nahrungsmittel erkennen lernen können. Es ist eine Möglichkeit, die Ihnen bei der Auswahl Ihrer Nahrungsmittel helfen kann, wenn Sie sich für eine lichtvolle Ernährungsweise entschieden haben.

Selbsttest

Ich habe zu Beginn des Schreibens an diesem Buch auf Vorschlag meiner Geistführung hin für drei Tage konsequent jeglichen Zucker aus meinem Körper gelassen. Ich sollte es einfach einmal ausprobieren, wurde mir gesagt. Ich wusste zuvor theoretisch, dass weißer Zucker ein Energieräuber der ersten Kategorie ist. Theoretisch. Als ich mich dann auf diesen Test einließ, habe ich den Gedanken mit meiner Erfahrung, mit Leben gefüllt und ihm dadurch eine Kraft gegeben, wonach ich nicht mehr so leicht zurückkonnte.

Ich bin im Grunde eine sehr kraftvolle Frau. Mir steht viel Energie zur Verfügung. Doch bei diesem zunächst dreitägig angesetzten Selbsttest habe ich erfahren, wie es sich anfühlt und was ich alles in 24 Stunden bewerkstelligen kann, wenn mir diese meine Kraft den gesamten Tag über unvermindert zur Verfügung steht. Sonst kannte ich angeblich »meine« Abschlaffungsphasen, die mit steter Regelmäßigkeit über den Tag verteilt meine geistige Klarheit und mein körperliches Wohlbefinden beeinträchtigten. Vor allem nachmittags hätte ich – nach meiner obligatorischen Süßigkeit – in einen »energetisch komatösen« Zustand fallen können. Mein Körper und besonders mein Geist ließen alle Segel hängen. Ich habe mich stets zusammengerissen – meine Kraft aber eigentlich nur zum Durchhalten verbraucht. Konstruktiv arbeiten konnte ich in diesen »Totzeiten« nicht wirklich. Ohne Zucker fiel nun jener oft urplötzlich einsetzende Energieabfall vollständig aus. Ich spürte den ganzen zuckerfreien Tag über meine Kraft; und vor allem mein Geist fühlte sich so klar an, wie ich es ähnlich nur vom Fasten her kannte. Das kraftvoll-klare Gefühl hielt auch nach den Mahlzeiten an – und ich esse gern!

Ich habe den Test fristlos verlängert, weil mir die weißzuckerfreie Ernährung so ausgezeichnet bekommen ist und ich seither über den ganzen Tag recht kontinuierlich meine Energie zur Verfügung habe.

Nach zwei Wochen kam die erste Verführung, der ich nicht standhielt: ein Eis von meinem Lieblingsitaliener und, damit nicht genug, der obligatorische Cappuccino danach. Drei meiner persönlichen Hauptdrogen, und das gleich kombiniert: Kuhmilcheiweiß, Weißzucker und Koffein. Eine Stunde nach dem – ich gebe zu: köstlichen – Genuss fiel ich wieder in das seit mehr als zehn Tagen nicht mehr erfahrene »energetisch komatöse« Loch. Und es war jetzt sogar noch tiefer oder größer, als ich es vorher erlebt hatte, denn ich erholte mich trotz Meditationsversuchen den ganzen Tag nicht mehr davon und bekam »nichts mehr auf die Reihe«. Ich hätte mich gleich nachmittags bis zum nächsten Morgen ins Bett legen können ...

Ich habe hier einen zusätzlichen Effekt sehr hautnah erlebt, der auftritt, sobald man sich auf den lichtvollen Weg gemacht hat. Wenn durch die innere Einstellung und Ausrichtung sowie durch die veränderte Lebensweise mehr Licht in den Körper gelangt ist, werde ich sehr viel reiner und feiner und natürlich als Folge davon auch sehr viel empfindsamer. Was an Ernährungsfehlern einige Wochen zuvor vielleicht noch in einem Pickel oder leichtem Durchfall Ausdruck gefunden hätte, muss nun auf immer feinstofflicherer Ebene verarbeitet werden. Dementsprechend finden auch die Reaktionen darauf immer mehr auf energetischer als auf materiell-physischer Ebene statt. So haben meine persönlichen Energieräuber bei meinem Rückfall auch tatsächlich fette Beute gemacht, und zwar meine wichtigste energetische Grundlage, meine Aura, geleert.

Da ja eine solche (selbst herbeigeführte) energetische Schwächung der Aura Eintrittspforten für andere beeinträchtigende Energien von außen schafft, kann schon die Übellaunigkeit eines völlig unbekannten Passanten in meinen Emotionalkörper eindringen, weil mein energetischer Schutzschild heruntergefahren ist. Dann bin ich nicht nur müde und erschöpft, sondern auch noch schlecht gelaunt, was ganz sicher nicht zur Stabilisierung meiner Aura beiträgt, sondern eher weitere Löcher in mein Energiefeld reißt.

So kann eine einzige Fehlentscheidung am Tag eine ganze Kettenreaktion in Gang setzen. Das macht nochmals deutlich, dass es täglich um die kleinen Entscheidungen geht und dass es wichtig ist, mich mit einer gewissen Konsequenz und Disziplin immer wieder aufs Neue der Ausrichtung auf das Lichtvolle zu widmen, auf die Wertschätzung meines eigenen Lebens, dieses kostbaren Geschenks, und auf die Achtung vor den anderen Lebewesen. Das ist, im Großen wie im Kleinen, letztlich Gott achten.

Meditative Übung: Das Licht der Nahrung

Wählen Sie zum Üben Nahrungsmittel aus, die möglichst viel Licht und hochschwingendes Prana enthalten, damit Sie sich diese meditative Übung erleichtern. Sie haben beispielsweise ein zubereitetes Essen auf dem Teller, oder eine Handvoll geknackter Walnüsse oder ein Apfel liegen vor Ihnen auf dem Tisch.

Vielleicht haben Sie bereits eine eigene Art, sich mit Ihrer Mitte und der unerschöpflichen lichtvollen Prana-Energie zu verbinden, Ihr Herz- und Ihr Kronenchakra zu öffnen. Sonst kann ich Ihnen die Meditation »Die Prana-Atmung« (siehe Seite 39) empfehlen. Ziel ist es, sich leer zu machen, den Verstand ausruhen zu lassen und die rationale Zensur loszulassen, die alles in bekannte Muster eingliedern will. Erwarten Sie nichts und geben Sie sich Ihrer geistigen Führung hin. Vertrauen Sie einfach.

Meditation: Das Licht der Nahrung wahrnehmen

Gehen Sie zunächst in die Meditation. Verbinden Sie sich nun über Ihren Prana-Kanal mit der Quelle von allem, mit dem Göttlichen – einige Atemzüge lang.

Richten Sie Ihren Blick ein wenig an dem Essen vorbei. Fokussieren Sie beispielsweise die Blumenvase, die neben dem Teller steht. Schauen Sie dann durch Ihren fixierten Gegenstand oder Punkt hindurch. Gehen Sie mit geöffneten Augen wieder in einen ruhigen tiefen Kontakt mit Ihrem Prana-Kanal. Auftauchende Gedanken nicken oder winken Sie durch Ihren Kopf hindurch, registrieren sie kurz und lassen sie ziehen. Wenn Sie nun Ihren Blick wie nebenbei über das Essen schweifen lassen, werden Sie einen Lichtkranz darum sehen: die Abstrahlung des Lichtgehalts, der hochschwingenden Prana-Energie. Sie haben die Aura Ihres Essens gesehen – nicht mehr und nicht weniger.

Höchstwahrscheinlich wird dieses Bild verschwinden, sobald Sie versuchen, die Lichtabstrahlung Ihrer Nahrung genauer anzuschauen, denn es handelt sich um einen feinstofflichen Vorgang – sowohl der Lichtkranz um das Essen als auch Ihr »Sehen«. Seien Sie nicht enttäuscht, Prana lässt sich nicht mit Willenskraft festhalten.

Wenn Sie ein wenig Übung haben, können Sie sich auch ein Nahrungsmittel einfach vor Ihrem inneren Auge vorstellen. Lassen Sie sich mit der geführten und erwartungsfreien Hingabe darauf ein, was Ihnen zum Lichtgehalt dieses Nahrungsmittels jetzt gezeigt wird. Je mehr Sie Ihren Verstand loslassen, desto deutlicher ist die Information, ob dieses Menü, diese Frucht oder dieses Brot nun für Ihren Energiehaushalt, Ihr körperliches und feinstoffliches Wohlergehen zuträglich ist.

Vergleichen Sie auf diese Weise doch einmal, rein interessehalber, die Lichtabstrahlung einer Tiefkühlpizza mit der Pizza Ihres Italieners, eine Tüte Fritten mit frischen Bratkartoffeln, einen Granny-Apfel aus Übersee mit einem regionalen Apfel, etwa einem Elbe-Elstar aus dem Alten Land und – jetzt wird's immer feiner –: eine Scheibe Vollkornbrot mit Bio-Brotaufstrich aus dem Glas belegt mit einer frischen Avocado.

Je geübter Sie sind, das heißt vor allem, je mehr Sie vertrauen, desto häufiger wird es Ihnen möglich sein, auch in ganz alltäglichen Situationen das Prana von Speisen wahrzunehmen, beim Einkaufen auf dem Wochenmarkt oder im Supermarkt Obst und Gemüse entsprechend Ihres Energie- und Lichtgehalts leuchten zu sehen.

Nun können Sie eine ganz persönliche Rangliste erstellen, was den Lichtgehalt Ihrer Nahrung angeht. Das soll nicht heißen, dass Sie nie mehr eine Tüte Pommes frites essen dürfen – es geht überhaupt nicht um Verbote oder dergleichen. Das Anliegen dieses Buches ist es, aufmerksam zu machen, ein Bewusstsein für unsere Ernährung über das Zählen von Kalorien und Bestimmen des Vitamin- und Mineralstoffgehalts hinaus zu schaffen. Jederzeit können Sie Ihre Pommes essen und Ihren Kaffee trinken – aber vielleicht wollen Sie es irgendwann einmal gar nicht mehr.

Entscheidungshilfen: Auspendeln und Muskeltest

Sind Sie hinsichtlich Ihrer Selbsteinschätzung oder feinstofflichen Wahrnehmung unsicher, gibt es weitere Hilfsmöglichkeiten, um aktuell zur Klarheit zu gelangen. Ich benutze gern den Muskeltest aus der Angewandten Kinesiologie, der immer bekannter wird, oder mein Pendel, um meine Geistführung und begleitenden Engel um Rat zu bitten, wenn mein innerer Zugang zu ihnen irritiert oder versperrt ist.

Auspendeln

Zunächst einmal brauchen Sie für diese Befragung der geistigen Welt als vermittelndes Instrument ein Pendel oder einen Tensor (eine sogenannte Einhandrute). Als Pendel kann ein schlichter Gegenstand Ihrer Wahl dienen, der schwer genug ist, um an einem Band kreisförmige oder hin und her pendelnde Bewegungen auszuführen. Das kann beispielsweise ein eingefasster Bergkristall oder Rosenquarz an einem Baumwollband sein, ein Kettenanhänger oder ein Holzstück. Man kann sich auch ein Pendel kaufen.

Zunächst klären Sie die »Sprache« Ihres Pendels. Halten Sie es zu diesem Zweck locker am Band in Ihrer Hand, sodass es ausreichend Platz hat, um auszuschlagen. Auch wenn es schwer genug ist, sollten Sie Durchzug verhindern, da das Pendel dadurch in seinen Bewegungen beeinflusst wird. Bitten Sie nun um ein klares, lichtvolles und deutliches Ja. Halten Sie das Pendel weiterhin entspannt in der Hand und beobachten Sie seine Reaktionen.

Es gibt mehrere Möglichkeiten des Ausschlags: eine gerad-

linige Bewegung nach vorn und zurück, sodass das Pendel
eine von Ihnen wegzeigende Linie beschreibt; eine geradlinige
Bewegung von links nach rechts und hin und her, sodass es
eine waagerecht vor Ihnen liegende Linie beschreibt; eine
kreisförmige Bewegung, entweder im oder entgegen dem Uhr-
zeigersinn; oder das Pendel steht still und rührt sich auch
trotz Ihrer leicht zitternden Hand nicht. Diese letzte Anwort
wird allerdings kaum als Ja-oder-Nein-Antwort kommen.

Fällt die Antwort für Sie nicht deutlich genug aus, bitten Sie
um Klarheit: »Bitte ein deutlicheres Signal.« Bis Sie es verstehen.

Wiederholen Sie dann das Ganze mit einer Bitte um ein
deutliches Zeichen für ein Nein. Außerdem macht es Sinn,
ebenso ein »Egal« abzufragen. Hierbei können auch Mischbe-
wegungen auftauchen. Ein »Hierauf gibt es keine Antwort auf
diesem Wege« äußert sich meist durch das stillstehende Pendel. Doch das finden Sie am besten selbst heraus.

Analog verfahren Sie, wenn Sie einen Tensor bevorzugen. Bei
einem Tensor sitzt meist eine Holzkugel oder ein Holzring an
einem langen, flexiblen Metallstück. Sie halten den Tensor an
einem Holzgriff fest, sodass Ring, Kugel oder Ähnliches entsprechend ausschlagen können. Bei einem Tensor gibt es die
gleichen Ausschlagrichtungen wie beim Pendel.

Mit Ihren persönlichen Antwortsignalen können Sie nun in
direkte Kommunikation mit Ihrem Höheren Selbst und Ihren
geistigen Helfern gehen. Sie können mit der inneren oder
ausgesprochenen Frage das Pendel über einen Gegenstand

oder einen Zettel halten, auf dem Sie die Ja-Nein-Frage so einfach, klar und deutlich wie möglich aufgeschrieben haben. Der Zettel sollte sonst leer sein, damit nicht zusätzliche Informationen die Antwort beeinflussen.

Wollen Sie zum Beispiel klären, ob der Wirsing vor Ihnen jetzt das richtige Gemüse für Sie ist, halten Sie Ihr Pendel über den Kohlkopf und stellen Sie leise oder laut, aber klar die entsprechende Ja-Nein-Frage. Auf diese Weise können Sie etwa auch Ihre geistigen Helfer fragen, ob Ihre Verdauungsprobleme auf den rohen Rote-Bete-Salat zurückzuführen sind, den Sie vor einigen Stunden gegessen haben. Schreiben Sie die Frage in einer mit Ja oder Nein zu beantwortenden Formulierung auf einen leeren Zettel und pendeln oder tensern Sie die Antwort aus. Mit etwas Erfahrung werden Sie bald auch ein zartes Ja oder Nein oder die vehemente Variante davon, ein unbedingtes Ja und ein »Auf keinen Fall« unterscheiden können. Gehen Sie beim Auspendeln ins Vertrauen. Ihre geistigen Helfer sind stets an Ihrer Seite und für Sie da.

Das Pendeln setzt eine innere Unvoreingenommenheit voraus, damit ich nicht mit der Kraft meines Willens oder meines Wunschs Einfluss auf die Antwort nehme. Fällt mir das bei einer anstehenden Entscheidung schwer, versuche ich, mich über eine Meditation oder ein Gebet frei von meinen inneren Vorgaben zu machen. Wenn ich in meinem Inneren den drängenden Wunsch in Richtung auf eine bestimmte Anwort nicht loslassen kann, dann benutze ich das Pendel nicht. Auch wenn ich ein undefiniert seltsames Gefühl auf energetischer Ebene habe, das Gefühl einer diffusen Unklarheit im Innern und in meinem Umfeld, lasse ich diesen Weg eines Kontakts mit der geistigen Welt ruhen. Meist versuche ich es dann später noch einmal oder bespreche mich mit Freunden.

Muskeltest

Der kinesiologische Muskeltest ist eine sehr einfache Methode, um den Körper bei aktuellen Entscheidungen zu befragen – wohl mindestens über Mitwirkung des Ätherkörpers, vielleicht auch aller drei inneren Auraschichten. Sie brauchen allerdings jemanden, der Ihnen beim Testen behilflich ist.

Stellen Sie sich entspannt hin, atmen Sie in Ihre Mitte und machen Sie Ihren Kopf durch das Dahinziehenlassen der Gedanken so leer wie möglich. Dann legen Sie die linke Hand auf Ihr Herz. Den rechten Arm strecken Sie aus, also auf Höhe der Schulter. Geben Sie entspannt durch mentale Konzentration Kraft in den rechten Arm.

Ihr Helfer versucht nun, den ausgestreckten Arm durch leichten Druck mit einer Hand nach unten zu drücken. Er und auch Sie selbst spüren und merken sich die Kraft, die aufgewendet werden muss, um Ihren ausgestreckten Arm zu bewegen. Dies ist die »Nullabgleichung«.

Nun nehmen Sie beispielsweise das Nahrungsmittel in die linke Hand, dessen Wirkung auf Ihren Körper Sie testen möchten, und legen es auf Ihr Herz. Geht dies nicht, können Sie auch einen Zettel nehmen, auf dem der Name des Nahrungsmittels oder die entsprechende Frage steht. Nehmen Sie dann den beschriebenen Zettel in die linke Hand, legen Sie ihn aufs Herz. Geben Sie erneut Ihre mentale Kraft in den ausgestreckten rechten Arm. Wieder versucht Ihr Helfer, ihn herunterzudrücken.

Häufig gibt es frappierende Unterschiede in der Haltekraft Ihres Testarms. Dies drückt sich proportional in der Kraft aus, die von Ihrem Helfer aufgewendet werden muss, um ihn herunterzudrücken. Lässt sich Ihr Testarm im Vergleich zum »Nulltest« beispielsweise beim Halten einer Avocado schwerer oder gar nicht herunterdrücken, ist dies jetzt ein hilfreiches Nahrungsmittel für Ihr Wohlergehen. Lässt er sich hingegen leichter herunterdrücken oder fällt er sogar schon beim leichten Antippen schlaff herunter, ist der Verzehr in Ihrer aktuellen energetischen Situation nicht förderlich. Dann sollten Sie etwas anderes essen. Ist die Kraft im Testarm gleichbleibend, können Sie die Avocado essen oder auch nicht, sie verhält sich neutral.

Der Muskeltest beantwortet auf diese Weise Fragen nach dem Ja-Nein-Prinzip. Daher sind die Antworten, die Sie erhalten, so gut, wie Ihre Fragen präzise sind. Alternativfragen wie »Soll ich jetzt Möhrenrohkost essen oder Hirsebrei?« kann der kinesiologische Muskeltest nicht beantworten. Wollten Sie zwischen beiden Nahrungsmitteln eine Entscheidungshilfe abrufen, müssten Sie zunächst die Möhren und anschließend die Hirse testen und die Ergebnisse miteinander vergleichen.

Ich hoffe sehr, dass diese oder eine der anderen vorgestellten praktischen Methoden Ihnen bei der Auswahl Ihrer lichtvollen Nahrung behilflich ist. Und dass der Blick für den einen oder anderen der hier beschriebenen Zusammenhänge zwischen unserer Ernährung und unserer Spiritualität Sie dabei unterstützen wird, Ihren Weg mit innerer Klarheit und in Licht und Liebe fortzusetzen. Ich wünsche Ihnen viel Freude und gute, vielleicht neue Erfahrungen dabei.

Und ich wünsche Ihnen das höchste Wohlergehen an Körper, Geist und Seele.

Bibliographie

Bischof, Marco: *Biophotonen. Das Licht in unseren Zellen*, Zweitausendeins, Frankfurt 1995

Bode, Thilo: *Abgespeist – Wie wir beim Essen betrogen werden und was wir dagegen tun können*, S. Fischer Verlag, Frankfurt 2007

Chia, Mantak: *Tao Yoga – Praxisbuch zur Erweckung der heilenden Urkraft Chi*, Heyne Verlag, München 2005

Cousens, Gabriel: *Ganzheitliche Ernährung und ihre spirituelle Dimension, Edition Sternenprinz*, Verlag Hans-Jürgen Maurer, Frankfurt 1995

Emoto, Masaru: *Die Antwort des Wassers*, Bd. 1 und 2, Koha Verlag, Burgrain 2003

Kämper, Angela: *Unsere Haustiere – Spirituelle Begleiter des Menschen*, Arkana, München 2007

Leggett, Daverick: *Selbstheilung durch Ernährung. Rezepte für Harmonie von Yin und Yang*, Arkana, München 2004

Melchizedek, Drunvalo: *Die Blume des Lebens*, Bd. 1 und 2, Koha Verlag, Burgrain 2000

Opitz, Christian: *Ernährung für Mensch und Erde. Grundlagen einer neuen Ethik des Essens*, Hans-Nietsch-Verlag, Freiburg 1995

Popp, Fritz-Albert: *Die Botschaft der Nahrung*, Zweitausendeins, Frankfurt 1999

Robbins, John: *Food Revolution*, Hans-Nietsch-Verlag, Freiburg 2003

Schöfmann, Nicole: *Hundeflüstern. Tierkommunikation und natürliche Heilung für Ihren Hund*, Allegria – Ullstein Buchverlage, Berlin 2007

Sheldrake, Rupert: *Das schöpferische Universum. Die Theorie des morphogenetischen Feldes*, Ullstein Verlag, Berlin 1993

Werner, Michael, und Thomas Stöckli: *Leben durch Lichtnahrung. Der Erfahrungsbericht eines Wissenschaftlers*, AT Verlag, München 2005

Anmerkungen

1. Beim griechischen Naturforscher und Philosophen Aristoteles, der im 4. vorchristlichen Jahhundert lebte, war der Äther das Medium für die gleichmäßigen Kreisbewegungen der Gestirne. Im ausgehenden 17. Jahrhundert nahmen Physiker wie Newton und Huygens ein Medium an, in dem sich das Licht mit seiner gleichzeitig vorhandenen Wellen- und Teilcheneigenschaft ausbreiten sollte – ein wenig vergleichbar mit dem Medium Luft für die Ausbreitung von Schall. Sie nannten dieses Medium »Äther« nach dem griechischen Wort *aithér* für den blauen Himmel. Dank der Quantenphysik wird dieses physikalische Konzept nicht mehr benötigt.

2. Tachyonen sind hypothetische Elementarteilchen, die sich schneller als das Licht bewegen sollen, die bei einer Erhöhung ihrer Geschwindigkeit Energie verlieren und, wenn sie fast keine Energie mehr besitzen, in einer Art transzendentem Zustand sogar unendliche Geschwindigkeit erreichen. Um sie bis auf Lichtgeschwindigkeit zu verlangsamen, muss den Tachyonen Energie zugeführt werden, eine Art Bremsenergie. Über spiralförmige Energiewirbel sollen sie dann im Bereich der Lichtgeschwindigkeit zu materiellen Teilchen, den Photonen, heruntertransformiert werden.

3. In den fünfziger Jahren wurde ein elektromagnetisches Pulsieren der Erde entdeckt. Es schwingt 7,83-mal in der Sekunde hin und her (7,83 Hertz). Man spricht nach einem seiner Entdecker von der »Schumann-Resonanz«.

4. Max Planck stellte im Jahr 1900 die Theorie auf, dass elektromagnetische Strahlung nur in Paketen einer bestimmten Größe ausgestrahlt und aufgenommen (absorbiert) werden kann. Solche Energiepakete nannte er »Quanten«, die später die Grundlage eines ganzen Physikzweiges liefern sollten: der Quantenphysik. Vor Planck standen seit Ende des 17. Jahrhunderts die Wellen- und die Teilchentheorie des Lichts nebeneinander: Getreu der Wellentheorie kann ein Lichtstrahl gebrochen werden; das gleiche Licht kann aber auch Elektronen aus Metall herausschlagen und elektrischen Strom erzeugen, wie dies nur Teilchen können. Isaac Newton betrachtete Licht noch als schwingende Teilchen.

5. Photonen entsprechen – bildlich dargestellt – den »Bausteinen« elektromagnetischer Strahlung. Salopp formuliert, kann man sie als »Lichtteilchen« bezeichnen. Allerdings darf dabei nicht vergessen werden, dass alle Elementarteilchen einschließlich der Photonen auch Welleneigenschaften besitzen (der Welle-Teilchen-Dualismus des Lichts).

6. Unter anderem durch die »Bose-Kondensation« entstehen ein Photonensog in den Hohlraum hinein und die Ausbildung von »Exciplexen« zwischen zwei in der Enge des Zellkerns stetig zusammenstoßenden DNA-Mole-

külen, also eine vorübergehende chemische Bindung zwischen den beiden Molekülen.

7. Tatsächlich absorbiert Chlorophyll vor allem den blauen und roten Anteil des sichtbaren Lichts und reflektiert den grünen Anteil – was wir dann als grüne Blattfarbe sehen.

8. Beispielsweise bilden Pilze wie Pflanzen auf zellulärer Ebene Vakuolen und Zellwände aus, Letztere allerdings nicht wie die meisten Pflanzen aus Zellulose, sondern aus Chitin. Hingegen speichern sie wie tierische Zellen Kohlenhydratenergie in Form von Glykogen, nicht in Form von Stärke, wie es die meisten Pflanzen tun. Zu den Pilzen gehören sowohl die einzellige Bäckerhefe als auch der vielzellige Pfifferling.

9. Ein Hallimaschpilz in einem Naturschutzpark der USA gilt mit einer Ausdehnung von mehr als einem Quadratkilometer und einem Alter von etwa 2400 Jahren als das größte und älteste Lebewesen auf der Erde.

10. In meinem Buch *Haustiere – spirituelle Begleiter des Menschen* habe ich mich ausführlicher mit diesem Thema beschäftigt (siehe Bibliographie).

11. So soll Paramahansa Yogananda zu Giri Bala bei einem Treffen im Jahr 1936 gesagt haben: »Ihr zieht Eure Nahrung aus den feineren Energien der Luft und des Sonnenlichts und aus der kosmischen Kraft, die durch das verlängerte Mark in Euren Körper einströmt.« Diese Feststellung bejahte Giri Bala mit »Der Vater weiß es«. Sie war bei dem Treffen mit Yogananda 68 Jahre alt und hatte, seit sie zwölf war – also 56 Jahre lang –, weder etwas gegessen noch getrunken.

12. Jasmuheen hat zu diesem Thema und ihren Erfahrungen mit Lichtnahrung zahlreiche, auch auf Deutsch erschienene Bücher veröffentlicht.

13. Dazu wird bei der Verpackung die Luft gegen geruchlose Gasgemische meist aus Kohlendioxid und Stickstoff ausgetauscht, um unerwünschte Oxidationen und die Besiedlung mit Keimen aus der Luft zu verhindern. Die Schutzgase gelten als lebensmittelrechtlich unbedenklich und müssen nicht deklariert werden.

14. Vollrohrzucker ist reiner eingedickter und getrockneter Zuckerrohrsaft. Er besteht zu 95 Prozent aus Saccharose und anderen Zuckerarten, enthält aber auch Mineralstoffe, Spurenelemente und Vitamine.

15. Sirup wird durch mehrmaliges Einkochen des zuckerhaltigen Pflanzensaftes gewonnen, daher auch »Dicksaft«.

16. Genau gesagt versuchen sich die als Dipole stark asymmetrisch geladenen Wassermoleküle permanent nach dem elektromagnetischen Wechselfeld auszurichten. Dabei schleudern sie um ihre Achse mit enormer Geschwindigkeit immer hin und her, mit der Frequenz des angelegten elektromagnetischen Feldes, also bei den 2,45 Gigahertz in der Mikrowelle mehr als zwei Milliarden Mal pro Sekunde. Dabei entsteht als sogenannter dielektrischer Verlust, also als Nebenprodukt, die Wärme.

17. Die Ladungsverteilung entsteht über die geometrische Lokalisation der Elektronen, die teils für die Bindung zwischen Sauerstoff und Wasserstoff benutzt werden und beim Sauerstoff teils frei vorliegen. Dadurch wird das Wassermolekül zu einem Miniatur-Dipol.

18. Nur dank sogenannter Anomalien des Wassers ist überhaupt das uns bekannte Leben auf der Erde möglich. So können Fische den Winter am Boden eines Sees nur deshalb überleben, weil das Wasser nicht vollständig bis auf den Seegrund gefriert. Denn die geordneten Eiskristalle von gefrorenem Wasser brauchen mehr Platz als die aneinander vorbeifließenden Moleküle flüssigen Wassers. Eis hat eine um fast 10 Prozent geringere Dichte und schwimmt auf dem Wasser. Außerdem ist die aufzubringende Energie für die Änderung der Wassertemperatur bei 37 Grad am höchsten. Dies sichert eine weitestgehend stabile Körpertemperatur des Menschen, der ja zu etwa 65 Prozent aus Wasser besteht.

19. Die freien Elektronenpaare des partiell negativ geladenen Sauerstoffs ziehen die positiv geladenen Wasserstoffatome benachbarter Wassermoleküle an und bilden dadurch die *Wasserstoffbrückenbindung* aus.

20. Bei einer homöopathischen Arznei mit der Bezeichnung C200 wird die Ausgangssubstanz (Urtinktur) 200-mal im Verhältnis 1 zu 99 mit Wasser oder Alkohol verdünnt, wobei jede Verdünnungsstufe wiederum 100-mal verschüttelt wird: 1 Tropfen Urtinktur auf 99 Tropfen 100-mal schütteln = C1-Potenz. Dann wieder 1 Tropfen dieser Verdünnung auf 99 Tropfen 100-mal schütteln = C2 usw., 200-mal insgesamt. Bei Potenzen mit dem Zeichen D ist das Verdünnungsverhältnis jeweils 1 zu 9.

21. Freie, also ungebundene Radikale sind biochemisch sehr reaktive Bruchstücke von Molekülen. Treten sie vermehrt auf, versetzen sie unsere Zellen und Gewebe in oxidativen

Stress. Sie können eine Kettenreaktion auslösen, durch die sich aus allen möglichen, zuvor biologisch sinnvollen Molekülen mehr und mehr freie Radikale bilden. Wird eine solche Vermehrungskaskade in Gang gesetzt, können die unkontrolliert entstandenen Radikale auch Zellen und Gewebe zerstören. Für den Zellstoffwechsel benötigte Moleküle verschwinden als Folge einer derartigen Kettenreaktion. Weitere freie Radikale entstehen, bis die Zelle schlimmstenfalls kollabiert. Um den Organismus vor solch drastischen Schädigungen zu schützen, besitzt er wirksame Abwehr- und Reparaturmechanismen in Form von Enzymen oder Hormonen. Unter Beteiligung von Antioxidanzien wie Vitamin A, C und E oder Coenzym Q10 minimieren sie den Schaden durch freie Radikale.

Freie Radikale spielen bei einer Vielzahl biologischer Prozesse aber auch eine wichtige Rolle. So ist ihre Produktion durch bestimmte Typen von Lymphozyten (Immunzellen) biologisch äußerst sinnvoll, um eingedrungene Keime, also potenzielle Krankheitserreger, unschädlich zu machen.

Freie Radikale gelangen übrigens auch durch Nahrungsmittel in unseren Körper, die ionisierender Strahlung ausgesetzt wurden. Diese Methode verlängert die Haltbarkeit von Nahrungsmitteln durch die Abtötung von Keimen wie Bakterien oder Pilzen. Zudem wird durch die gezielte Zerstörung der DNA – also eines entscheidenden Lichtspeichers – die Keimung beziehungsweise Reifung von Früchten wie Kartoffeln, Zwiebeln, Ingwer und Knoblauch verzögert. Die Menge der weltweit bestrahlten Lebensmittel wird auf etwa 300 000 Tonnen geschätzt. Die Hälfte davon sind getrocknete Gewürze. Auch durch das Einatmen von Zigarettenrauch führen wir uns freie Radikale zu.

22. Dennoch gehören Pommes frites zu den beliebtesten Tiefkühlprodukten. Übrigens handelt es sich wie so oft bei Industrienahrungsmitteln nicht immer um rein vegetarische Nahrung: Zumindest das erste Frittieren, das Vorfrittieren, findet häufig in Rindernierenfett statt, wovon die Kartoffelstückchen oder die manchmal aus Kartoffelpüree oder Granulat geformten Stäbchen auch bei vorbildlicher Zubereitung wenigstens ein bisschen aufsaugen. Als Schlachtfett wird das Rindernierenfett mit seinem relativ geringen Schmelzpunkt aus dem die Nieren umgebenden Fettgewebe der Rinder gewonnen. Vor allem belgische und amerikanische Pommes frites werden mit diesem tierischen Fett und nicht mit reinem, allerdings gehärtetem Pflanzenöl das erste der beiden Male frittiert.

23. Allicin ist eine schwefelhaltige Verbindung, die für den typischen Knoblauchgeruch verantwortlich ist. Es wirkt antibakteriell – vor allem im Magen – und weist zytotoxische Effekte auf, die in der biologischen Krebstherapie untersucht werden.

24. Bislang gibt es keine Beweispflicht für die Nahrungsmittelhersteller, zu belegen, dass die Zusatzstoffe oder Pestizide, die in einem Lebensmittel enthalten sind, *nicht* gesundheitsgefährdend sind. Im Gegenteil müssen wir als

Verbraucher nachweisen, dass diese hinzugefügten Lebensmittelinhaltsstoffe unsere Gesundheit gefährden. Weiteres hierzu findet sich in dem Buch von Thilo Bode (siehe Bibliographie).

25. Folgende Risiken schweben allein über diesem einen Zusatzstoff mit der Nummer E407, den wir meist unbeachtet zu uns nehmen: In Tierversuchen soll Carrageen Zellen des Immunsystems beeinflussen und in seiner abgebauten Form die Bildung von Tumoren begünstigen können. Entsprechende Versuche beim Menschen stehen bislang aus. Bei entsprechender Veranlagung soll E407 allergische Reaktionen hervorrufen können.

26. Sosehr die Avocado uns beim Entgiften hilft, so stark ist zum Teil ihre Giftwirkung auf Tiere wie Pferde, Rinder, Ziegen, Schafe, Hunde, Katzen, Kaninchen, Hasen, Ratten, Mäuse, Meerschweinchen, Hamster, Fische und Vögel. Eine tödliche Vergiftung durch das für uns Menschen unproblematische *Persin* ist bei Vögeln und anderen kleineren Tieren nicht selten. Die Anzeichen dieser unbehandelbaren Intoxikation sind eine erhöhte Herzfrequenz, eine rasch auftretende Herzmuskelschädigung, aufgrund dessen Atemnot, Husten, Unruhe, Schwäche und Apathie, Wassereinlagerung an der Unterhaut, besonders am Hals und Unterbauch, und Bauchwassersucht. Bei den großen Säugetieren wie Pferden, Rindern und Ziegen kann es zu Brustdrüsenentzündungen kommen. Ob gerade dieses *Persin* für die entgiftende Wirkung beim Menschen sorgt, darüber kann bislang nur spekuliert werden.

27. Ausführlich gehe ich darauf in meinem Buch *Haustiere –
    spirituelle Begleiter des Menschen* ein (siehe Bibliogra-
    phie).

Die Botschaft der Krafttiere

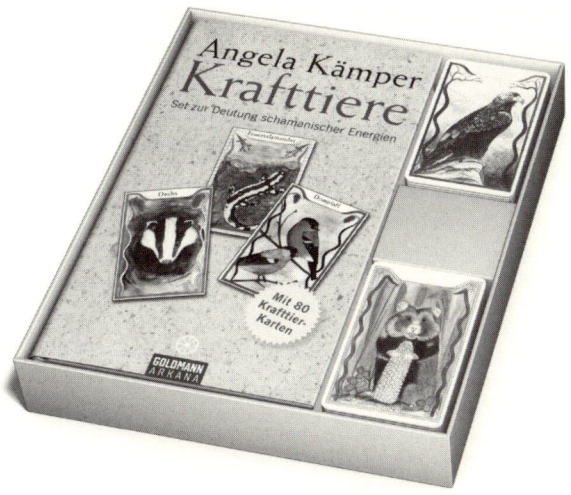

ISBN 978-3-442-33775-0

80 prachtvolle Tierkarten und das Begleitbuch erlauben mit Hilfe
schamanischer Weisheit den Blick auf verborgene Realitäten.
Vergleichbar dem Tarot werden verschiedene Legesysteme beschrieben,
die Hilfe bieten bei der Analyse von Situationen, bei schwierigen
Entscheidungen und bei der Selbsterkenntnis.

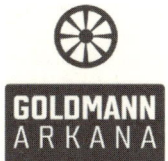

GOLDMANN
ARKANA

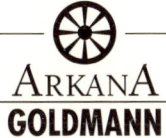
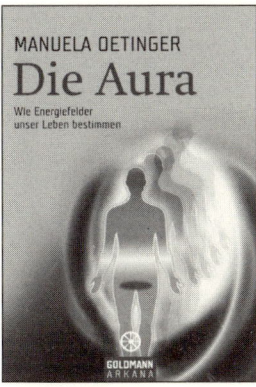
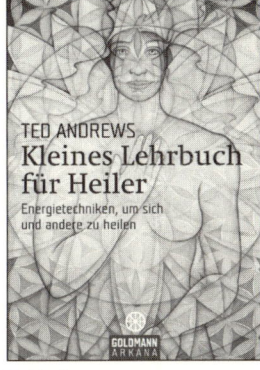
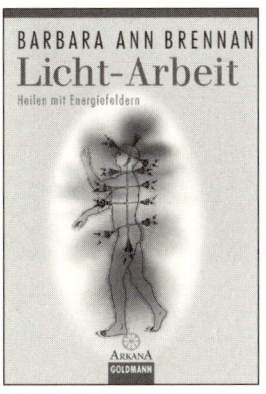
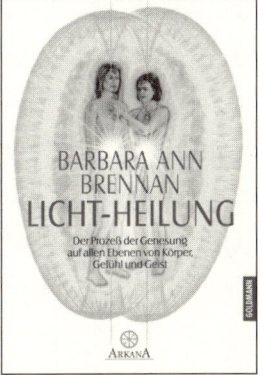

Gesund leben und essen

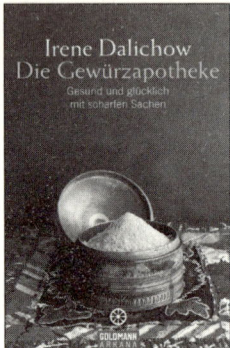

Irene Dalichow,   21790
Die Gewürzapotheke

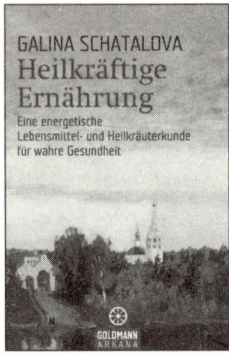

Galina Schatalova,   21745
Heilkräftige Ernährung

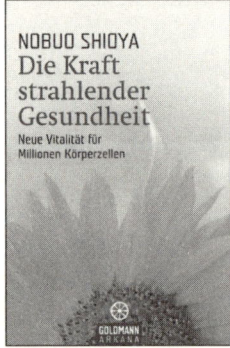

Nobuo Shioya,   21743
Die Kraft strahlender Gesundheit

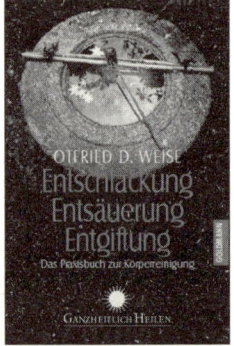

Otfried D. Weise,   14188
Entschlackung

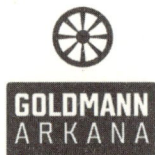

GOLDMANN
ARKANA